U0037952

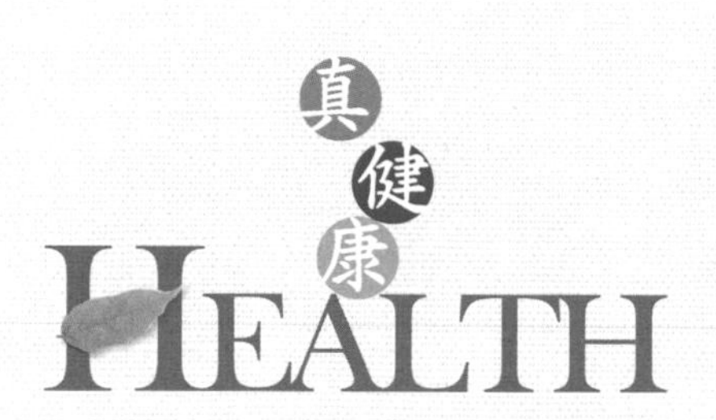
真
健
康
HEALTH

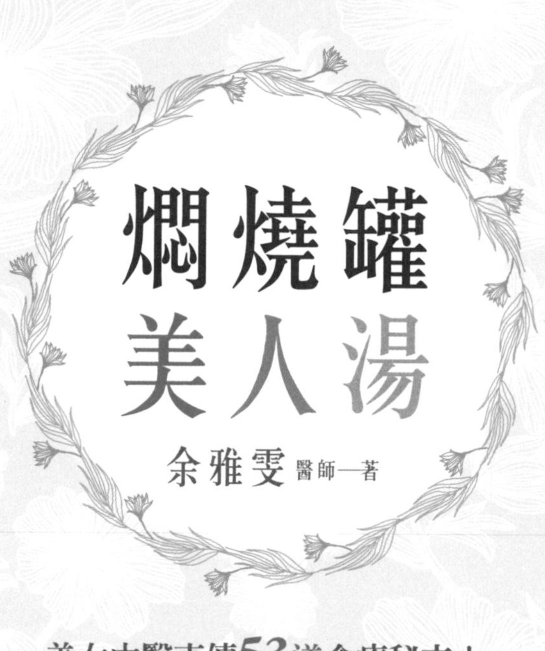

# 燜燒罐美人湯

余雅雯醫師—著

美女中醫直傳53道食療秘方！

養顏、美容、抗老、瘦身、更年期調理，一罐搞定！

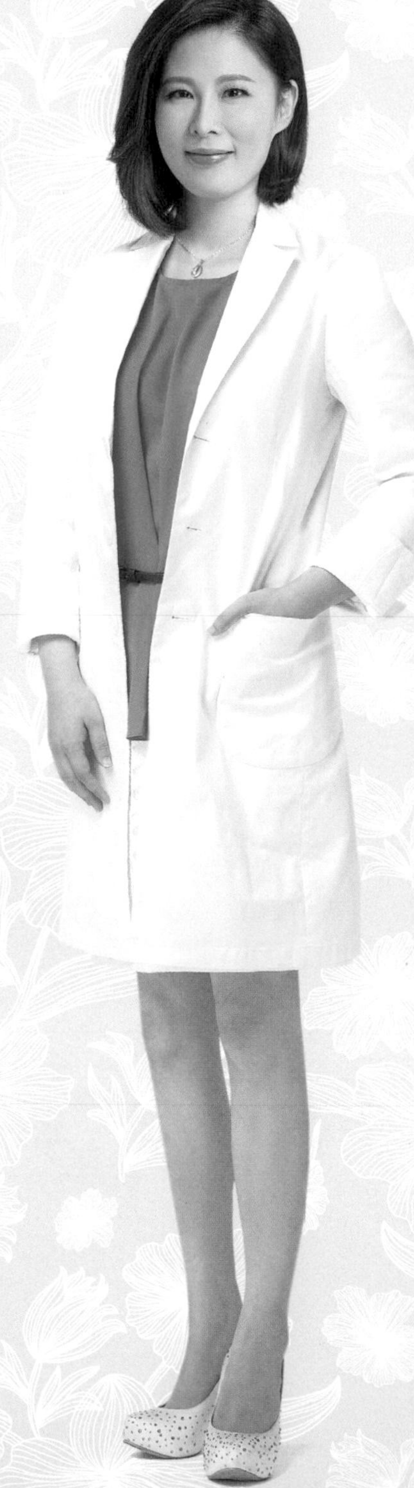

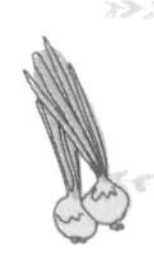

## 自序——養生和創意兼具的燜燒罐料理

◎余雅雯中醫師

我與燜燒罐的緣分，始於工作。在工作中，偶爾會有三餐不正常的情形，過了吃飯時間，門診還沒結束，於是隨手拿起燜燒罐，簡單燜個湯或藥膳茶來提神；或是有時趕著出門，把前一晚的剩飯與雞湯裝進燜燒罐，就可以打發一餐；我很驚訝於它的完熟度和保溫性。久而久之，我也開始摸索出一罐在手、變化無窮的料理本事，這一連串的嘗試，也激發了我在生活中更多的創意和樂趣！

最令我感動的是，燜燒罐也成為旅途中的好夥伴！去年的歐洲行，不管是在長程路途中，或前進寒地，我都帶著它來取暖，到了當地的超市，只要有生鮮食材和滾燙的沸水，當場就可以品嘗香氣馥郁的花草茶或美味可口的異國料理。

料理方便又快速的燜燒罐就像個行動小廚房，實在太適合忙碌的現代人了。

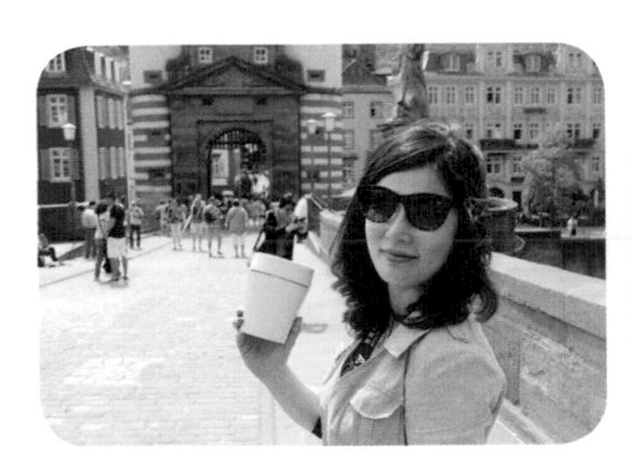

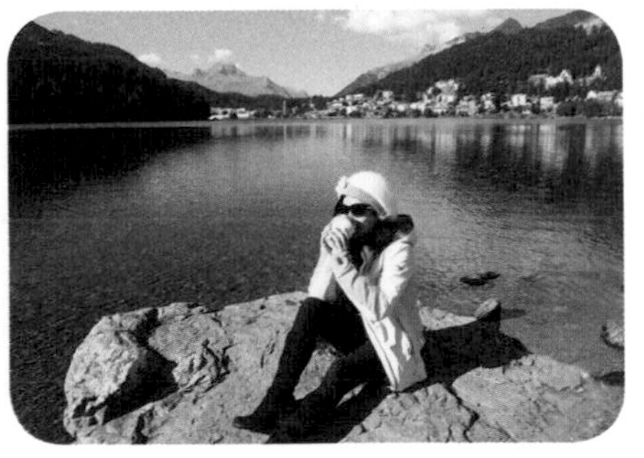

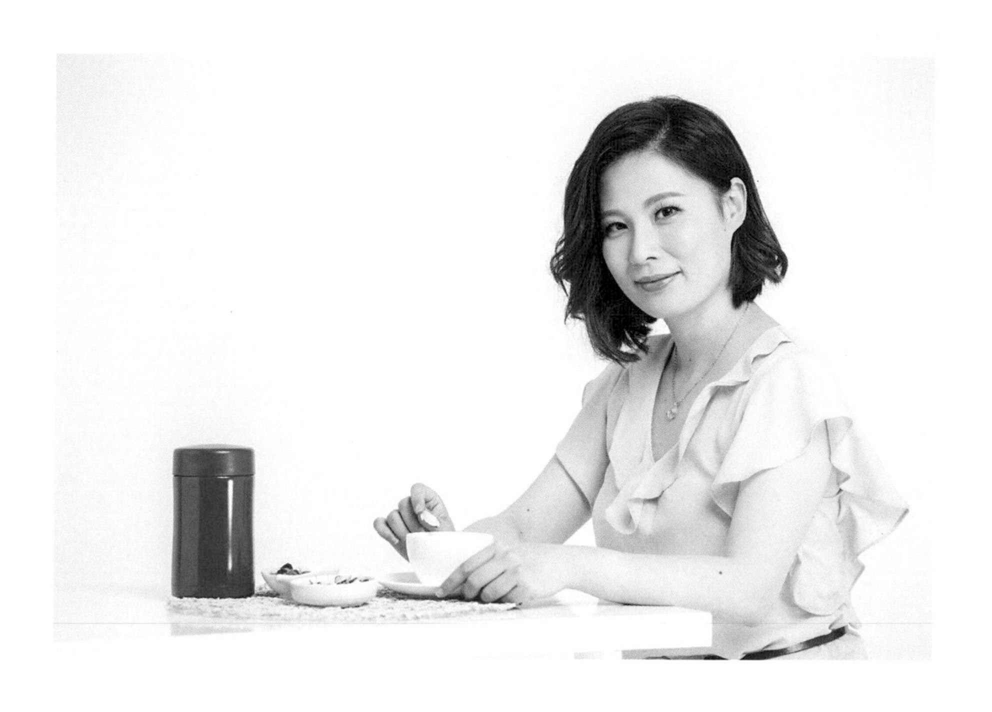

在門診中，我總是灌輸大家「藥食同源」、「最好的藥物就在廚房」的觀念，所以常常扮演飲食顧問的角色，教導患者如何運用藥膳來養生，以及怎麼煮才會好吃。我的患者從年輕人到老人都有，他們持續使用藥膳來改善自己的健康，往往有不錯的成效。

近年來由於食安危機，也喚醒了人們對於健康烹調的重視。有一天我靈機一動，如果把中藥材與食材一起放入燜燒罐中，既可以節省烹調的時間，也可以達到養生的目的，何樂而不為呢？所以，該是寫一本書跟大家分享這個行動廚房的妙用的時候了！我從大家最關心的養生議題出發，包括美容瘦身、安神補腦到更年期保養，提供簡單又經濟實惠的燜燒罐食譜，只要一罐在手，就可以發揮無窮創意，幫助你重拾寶貴的健康！

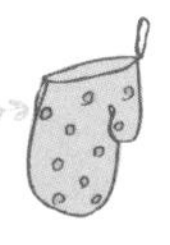

# 前言——養生不麻煩，一罐就搞定！

健康是身心處於陰陽平衡的狀態，如果身心出了問題，矯正的方式不外乎飲食、運動或是調整作息。其中飲食便是影響身體健康最直接的方式，You are what you eat，飲食對身體健康的影響極大，良好的飲食習慣，就是養生；吃健康均衡的食物，就是保健。

透過藥膳食療來促進身體健康，是簡單而有效的養生方式，運用不同藥材、食材本身的偏性，加上所謂「寒、熱、溫、涼」四氣，以及「酸、苦、甘、辛、鹹」五味，各自對應不同臟腑，來糾正陰陽失衡或臟腑失調的狀態。藥物和食材往往也具有特定功效，例如紅棗能補氣，枸杞能明目，薏仁則有美白去濕的作用。

養生保健是一件需要耐心、必須長時間持續執行才能看到效果的事情。除了依照個人體質與生活習慣，設計安排適合自己的養生保健法之外，隨著年紀漸長，養生保健也會因不同年齡層而有不同的需求。只有將養生保健融入日常生活，在不需額外花費太多力氣、也無須吃太多苦的前提下，才可能變成習慣，長期執行，進而產生效益；想要健康美麗沒有捷徑，一個人不會偶爾少吃就變瘦，或是心血來潮進補就有好氣色，最重要的就是持之以恆，累積夠久，自然能感受到身心內在與外在的變化。

女性在不同年齡階段所面臨的生活小疾病，都可以透過簡單的食材，調理成適合的藥膳，達到緩和症狀、疾病預防，甚至延緩衰老的功效。但是要改變體質，培養出平衡健康的身體，絕非一蹴可幾，至少需要三個月以上的努力，才能夠看得到成效。

假設為了健康，餐餐要吃難以下嚥的苦藥，即使再有療效也難以持久；如果還得費工費時的烹煮料理，那就更難持續。現代人生活忙碌，用來準備餐飲的時間有限，燜燒罐料理便是集安全、方便、省電、省能、易攜帶等諸多優點於一身的食療養生法。只要加點巧思，燜燒罐也能做出健康、養生、美味的料理，而且還可以依照個人需求，量身打造適合自己在不同階段的專屬健康餐點。

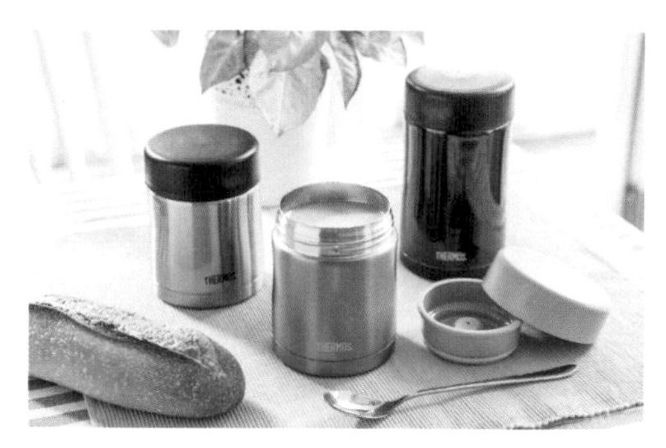

燜燒罐料理不受時間及空間限制，是重視健康、講求效率、追求健康的現代人，最聰明的養生選擇。

燜燒罐養生主要針對已有病徵出現、但還算不上疾病的亞健康人而設計，本書除了針對不同階段的女性提供適合的燜燒罐養生茶飲或料理食譜外，還針對現代人常有的健康困擾，從滋養秀髮、安神健腦、照顧臉蛋、保護眼睛、口腔與喉嚨保健、改善身材，到女性更年期之後幾個面向的保養，設計出簡便易做且好吃多變化的燜燒罐料理食譜。

燜燒罐料理不受時間及空間限制，書中所有食譜設計皆為一人份，一餐就能完食，而使用既是煮食器皿也是餐具的燜燒罐料理食物，不但省電、環保、無油煙，不用點火，也不用洗太多碗，還能有效掌控飲食份量，不必擔心過量增加發胖風險，是重視健康、講求效率、追求健康的現代人，最聰明的養生選擇。

目錄

# 不同階段的美麗，需要不同的保養

# 藥膳燜燒罐料理小技巧



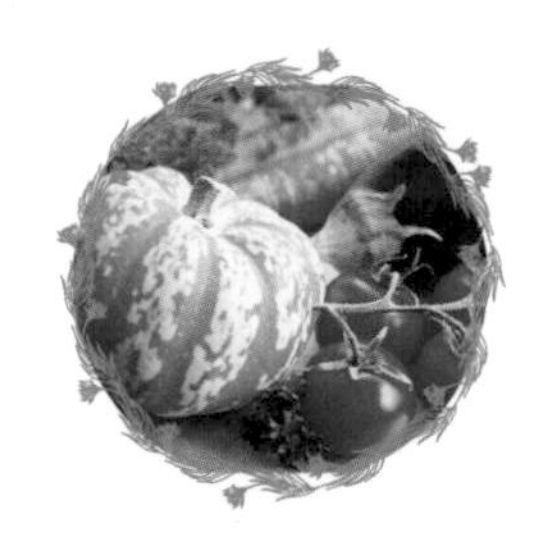
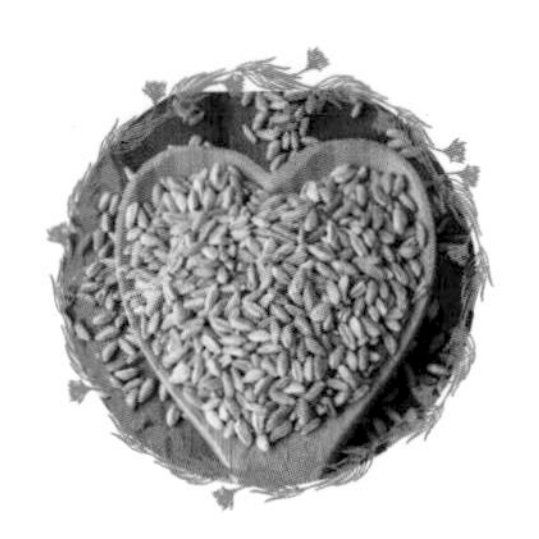
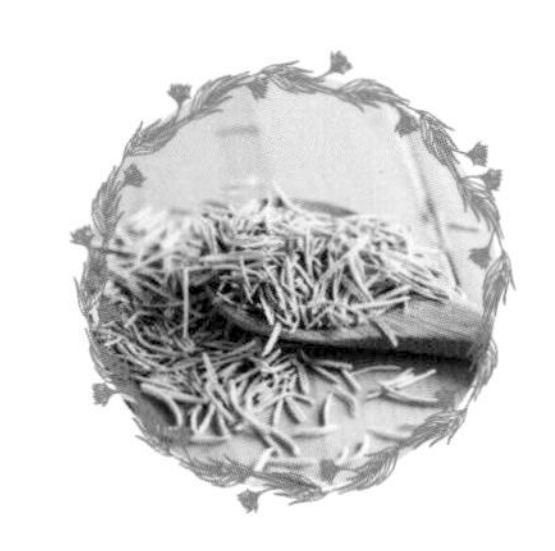

CHAPTER 3

# 從頭到腳、從內而外的燜燒美人保養法



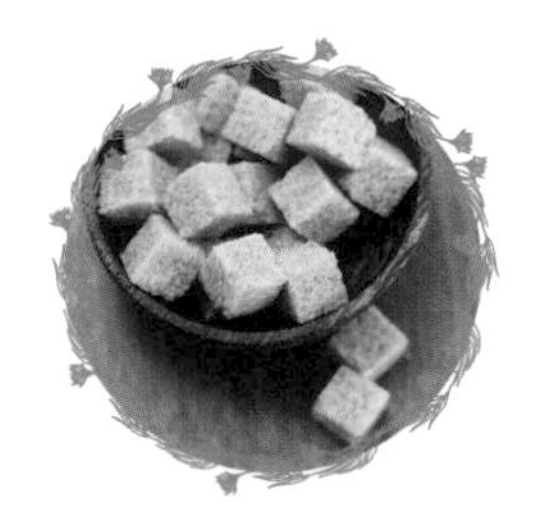

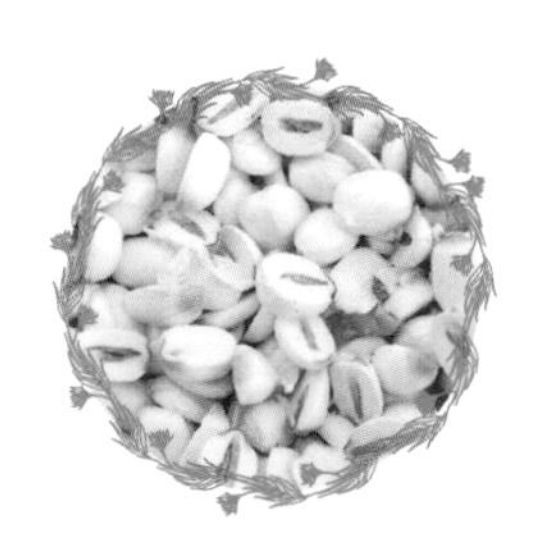

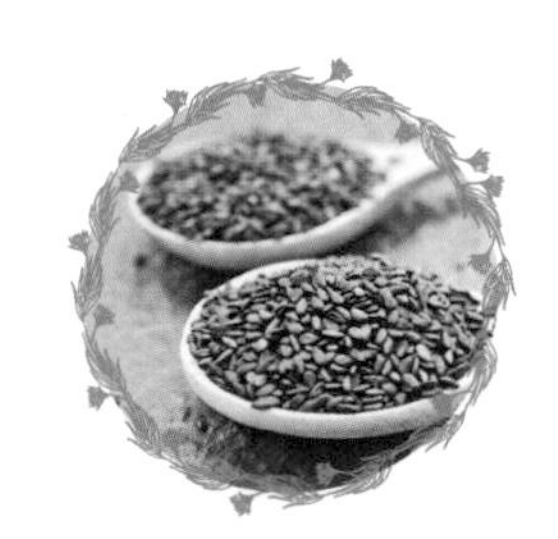

目錄



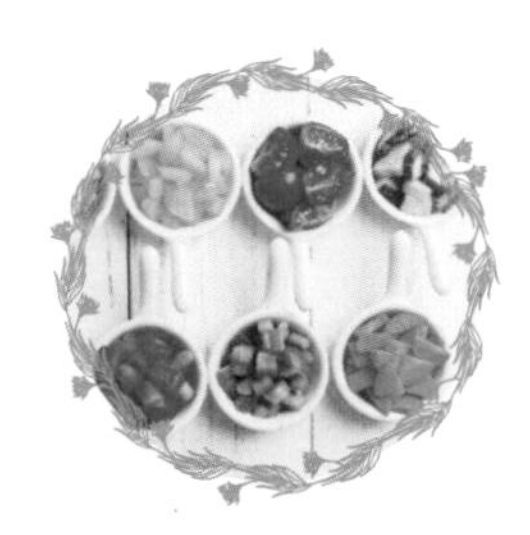
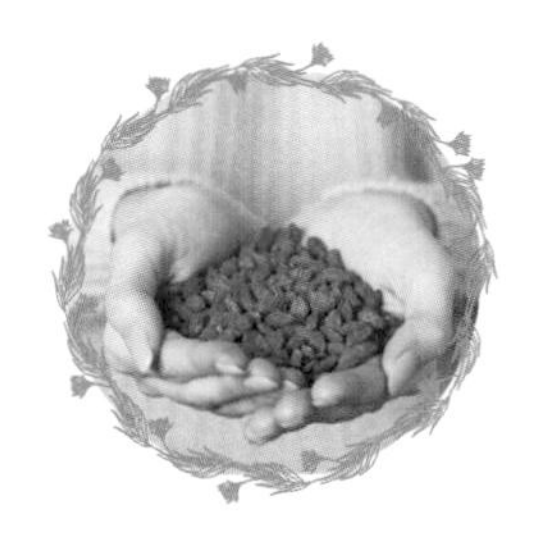
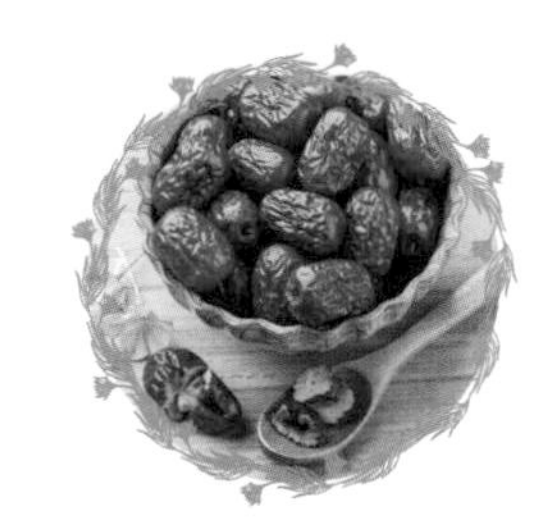

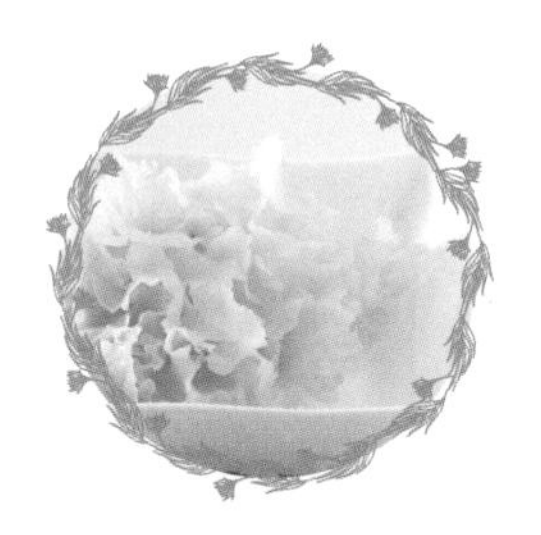
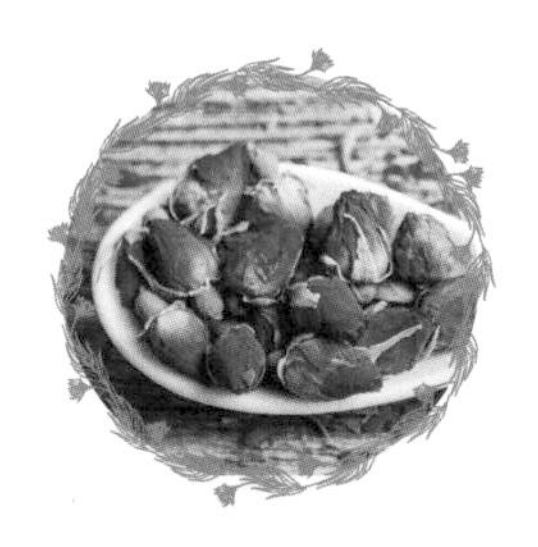
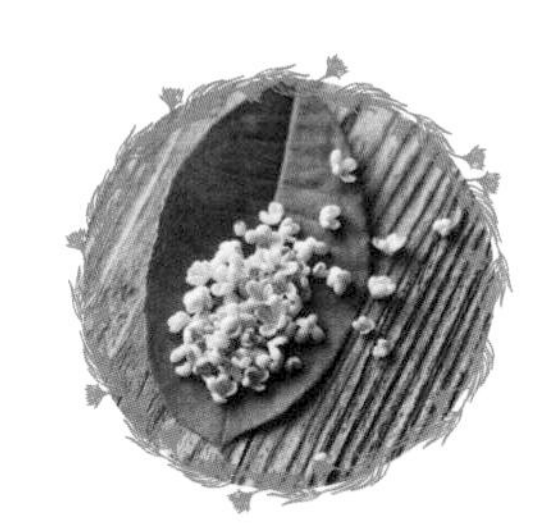

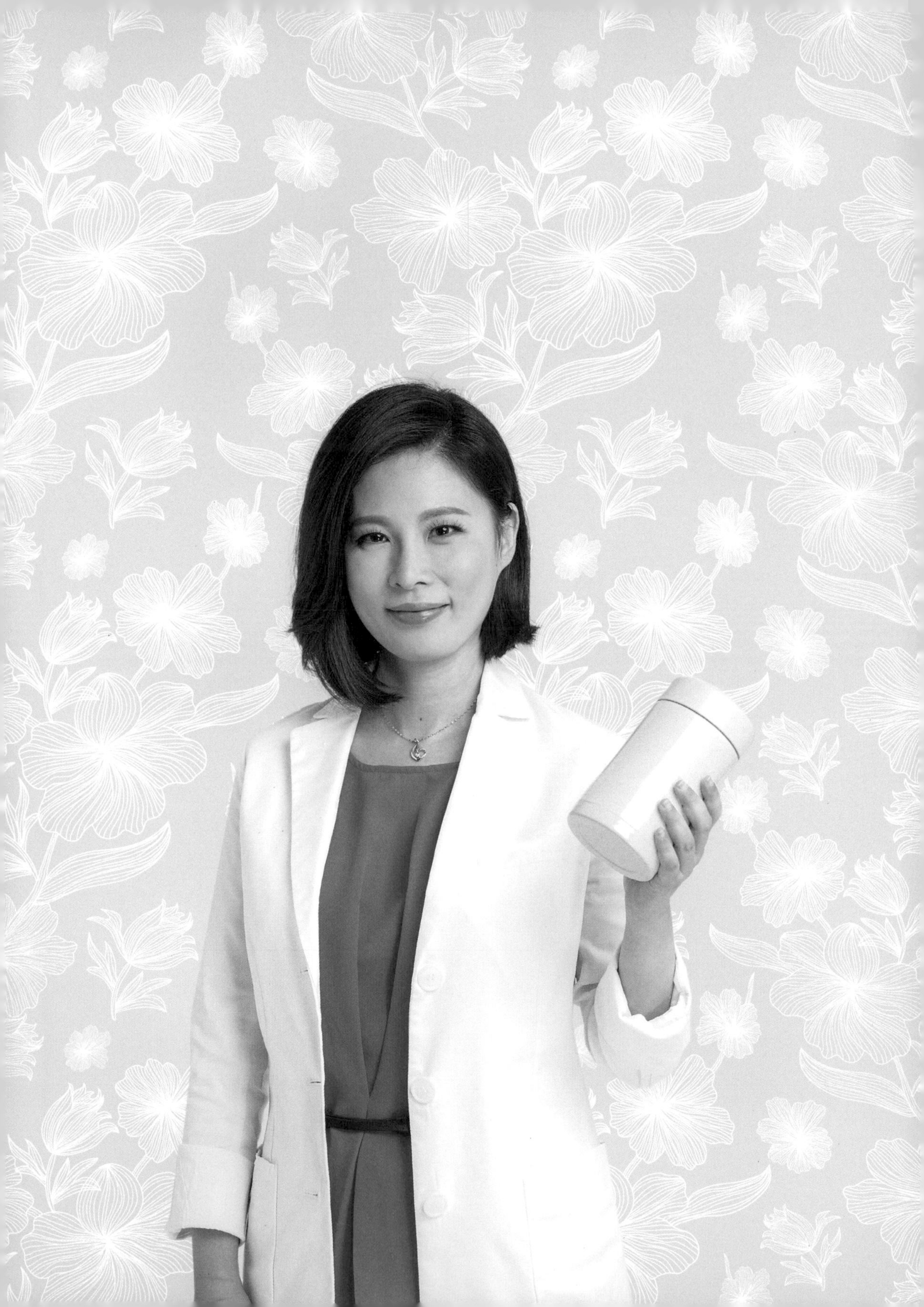

CHAPTER 1

# 不同階段的美麗，需要不同的保養

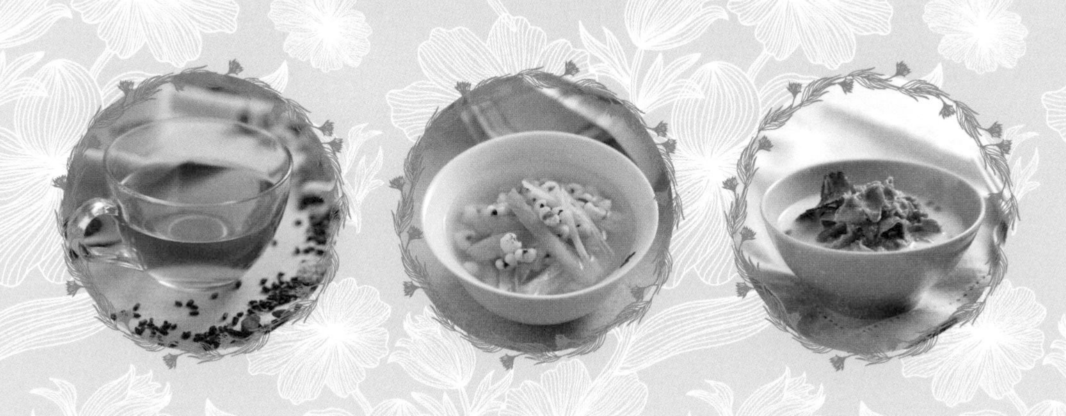

## 25～35歲輕熟女的保養重點

25歲到35歲的輕熟女，活動多、約會多、熬夜跑趴聚會多，這個年紀的女性還處在青春正好的階段，吃東西生冷不忌，燒烤炸辣來者不拒，體力精神都很好，不太會有什麼保養身體健康的需求或危機感，自己下廚的機會也不多，但是這個階段如果能夠顧得好，就可以為日後的健康奠下良好的基礎。

這個階段的女性常見的健康困擾不外乎因為熬夜又不忌口，致使火氣大所引起的口臭、黑眼圈、消化不良等問題，加上年輕皮脂腺發達，所以三天兩頭就會冒出青春痘以及因痘痘所留下的痘疤；對身材的關注焦點則經常圍繞在減肥或豐胸，此外還有月經來潮時伴隨的生理痛。

由於這個年紀的女性有下廚習慣的並不多，最簡單的養生法就是自備健康茶飲，例如消脂去油的減重茶或是預防口臭的清爽茶，裝在燜燒罐中隨身帶著走，在放膽享受美食、積極參與活動的同時，也可以達到身體保養的功效。除了解決當下身體方面的困擾，也可以提早為下一個階段的健康打底。茶飲的製作並不複雜，又能替代日常飲水，既方便又健康，愈早開始保養，身體就老得愈慢，何樂而不為？

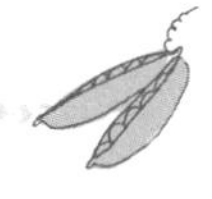

# 35～45歲熟齡OL的養生之道

35歲到45歲這個年齡層的女性經常同時扮演多重角色，既是人妻又是人母，身為女兒也是媳婦，在公司可能是主管，夾在上司和下屬之間，要兼顧各種面向的管理，家庭工作兩頭忙，經常透支體力，大量消耗腦力，就像是兩頭燒的蠟燭。

如果是職業婦女，每天早上忙著打點先生和小孩上班上課，可能沒有時間好好吃早餐，萬一中午要開會，晚上又要加班，那麼三餐如果不是隨便打發，就是任意跳過，這時候自製營養方便的燜燒罐料理，就是照顧自己很棒的方法。

早餐用燜燒罐自製藥粥，讓妳元氣滿滿；如果午餐時間有限，無法外出用餐，以自備的藥粥充當正餐既健康又營養；偶爾下午嘴饞或是晚上需要加班的話，燜燒罐藥粥就是保養身體、照顧自己的好選擇。

這個年紀的女生，肩負工作和家庭的雙重責任，身體和心理的負擔很大，偏偏這個階段也是身體開始出現老化跡象的時刻，適當的食療對於保養身體、增加元氣很有幫助。

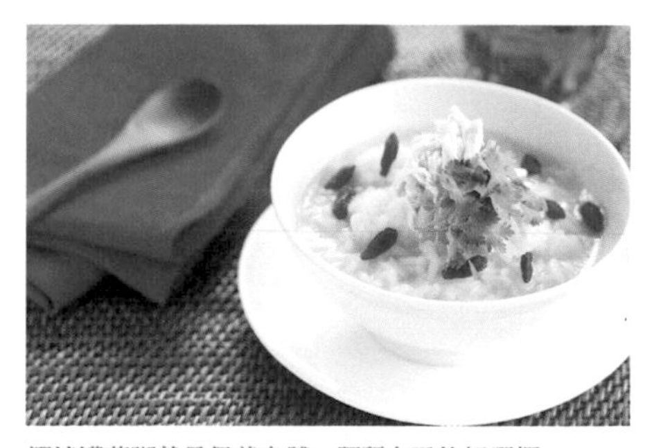

燜燒罐藥粥就是保養身體、照顧自己的好選擇。

35歲之後，睡眠不足或是睡眠品質不佳、腦力過度耗竭、記憶力減退，加上用眼過度，導致眼睛乾澀，以及肝腎功能減退等問題，所以需要補養肝腎。例如用何首烏、人參等藥材，加些雞肉、豬肉等食材煮成藥粥，就是很好的食療，不一定要耗時費力熬煮煲湯，也能達到相同的效果。

此外，35歲之後，女性皮膚會漸漸變得乾燥，眼袋、法令紋、魚尾紋等皺紋開始出現，體力也跟著衰退，加上壓力過大很容易暴飲暴食，導致身材開始走樣，這些都是35歲到45歲女性常有的困擾。更年期症狀的明顯與否，跟這個階段的保養有很大的關係，如果好好保養的話，可以避免女性荷爾蒙下降得太快，不會因為更年期症狀太過明顯而出現嚴重的不適。

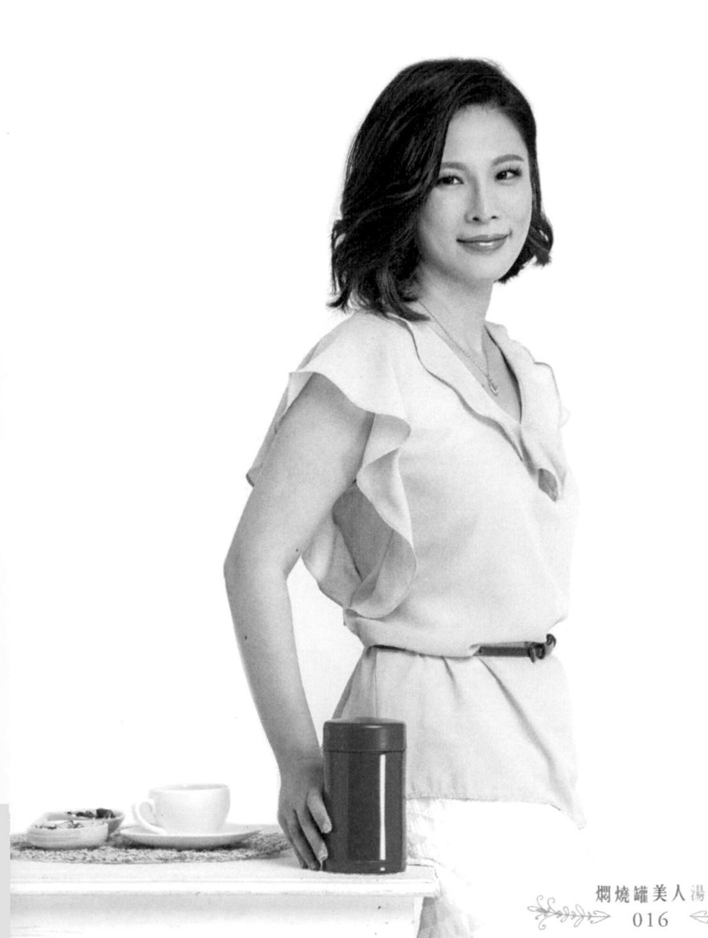

# 45歲以上中年女性的長青秘訣

每個人更年期發生的時間前後不一，一般女性平均更年期的發生年紀在49歲以上，一旦停經超過一年，就可能進入停經期。如果三十幾歲時有好好保養，有些人可以延至50歲以後才進入更年期，否則如果身體條件不佳，很可能45歲左右就開始出現更年期現象。

這個時期女性慢慢地步入更年期，內分泌開始失調，是外觀上老化最快的時候，例如膠原蛋白大量流失，使臉部肌膚變得鬆垮、身材急遽發胖、運動時腰膝痠軟，也容易發生骨質疏鬆的問題。此外這個階段通常開始進入空巢期，子女長大成人後陸續離家獨立，加上荷爾蒙下降，心情煩躁，容易感覺空虛，如果不多加留意的話，還可能會有輕微憂鬱症產生。

更年期的潮熱盜汗現象，往往令人心情煩躁，其中睡眠是更年期一個很大的障礙，性生活也會開始出現問題。所以養生重點會放在如何調整荷爾蒙，滋補肝腎，而燜燒罐料理的藥材中可以適度加入雪蛤、燕窩、花膠等較為特殊的食材。

45歲以上的女性慢慢有了比較多的時間可以支配，尤其如果又從職場上退休，就有很多自由的時間外出社交、運動、爬山，這時隨身帶著裝有美容養顏功效的茶飲、藥粥或補湯的燜燒罐，既健康又方便。

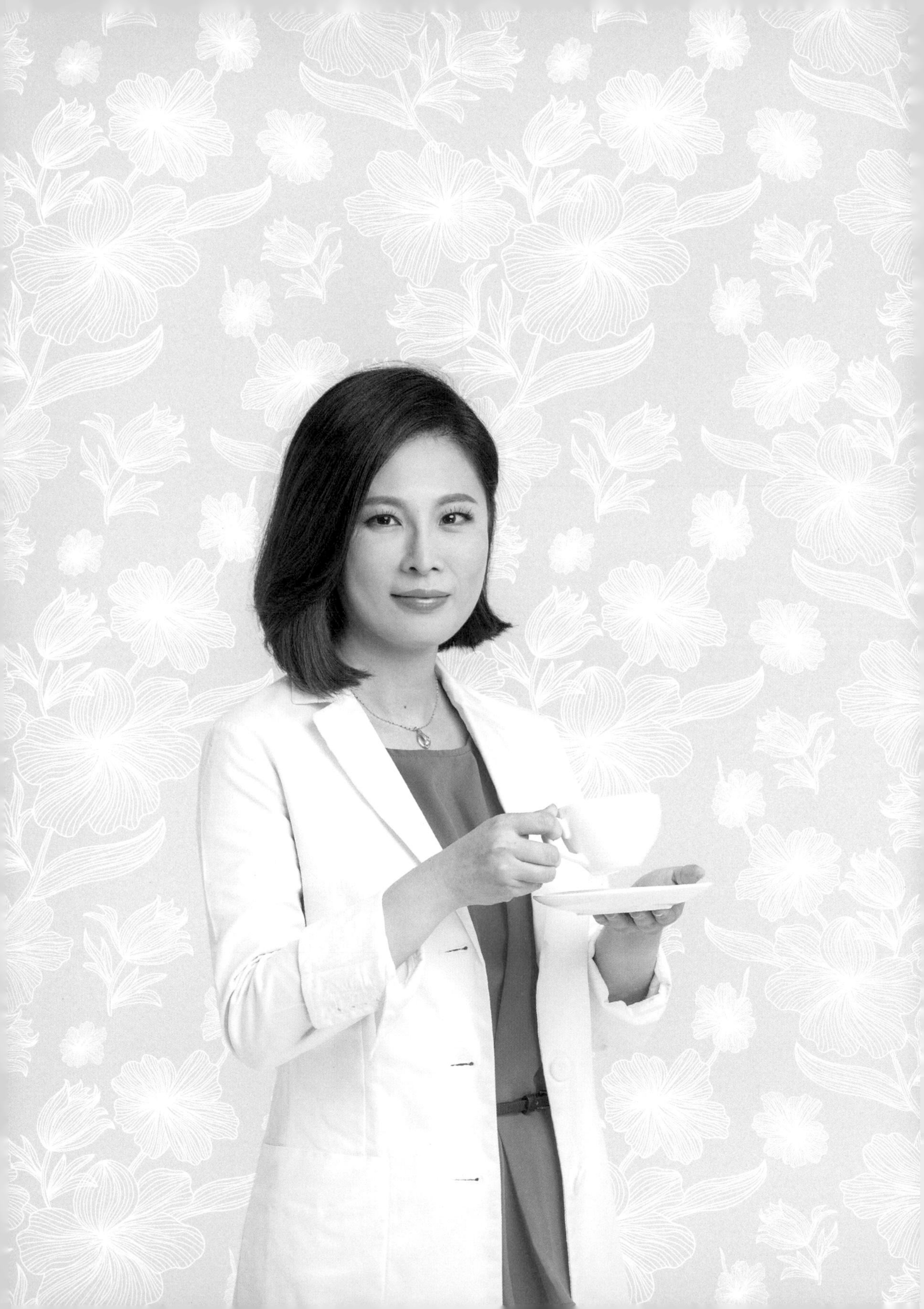

CHAPTER 2

# 藥膳燜燒罐
# 料理小技巧

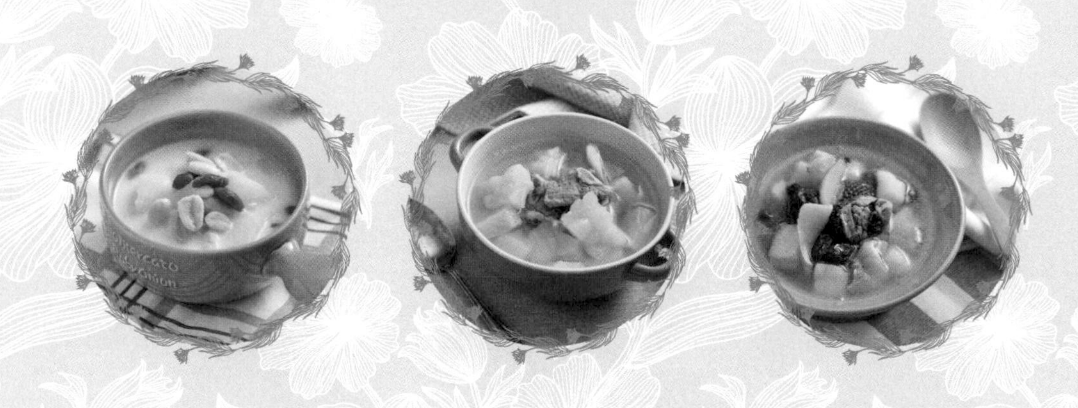

食材、藥材具有寒、熱、溫、涼及酸、苦、甘、辛、鹹不同性味，會影響人體體質，所以不宜就某一種食材或藥材長時間大量食用，以免造成身體不平衡。人體會隨著不同的年齡、氣候、節氣……等因素而有不同的變化和需求，千萬不能一罐到底，有些材料本身內含天然荷爾蒙，也不建議長期及大量食用。

食療的目的在於保養身體，如果覺得身體不舒服，應該諮詢專業醫師，而非依靠食療來治病。如果可以的話，最好能事先請教醫師，再依個人體質選擇合適的燜燒罐食譜。

有些人的體質同時反應出不同性味症狀，可能需要先清熱之後再溫補，因此不可長期攝取單一食材、藥材。一週食用三次即可，如果食用一段時間後，感覺原本不適的症狀有所緩解，就要先停止食用，不可長期固定食用同一道食譜。

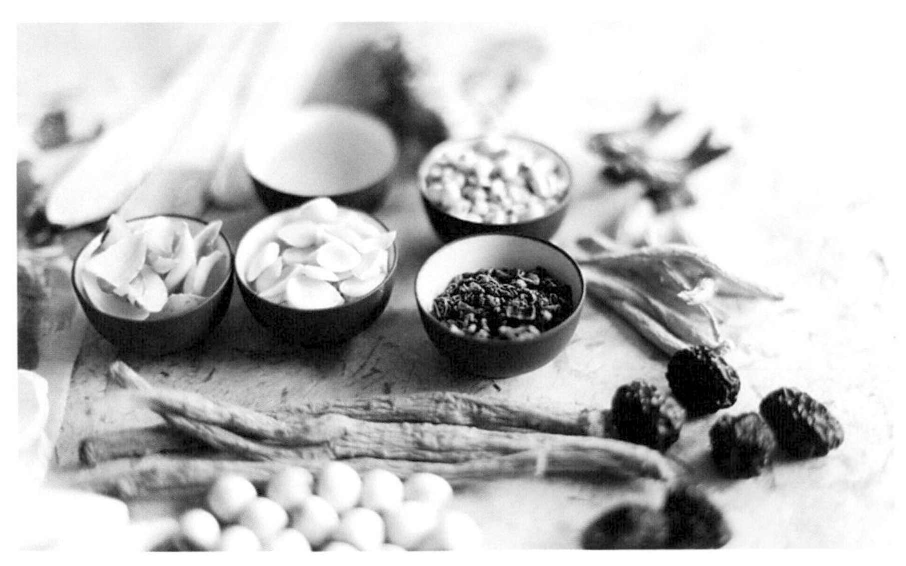

食材、藥材具有寒、熱、溫、涼及酸、苦、甘、辛、鹹不同性味，會影響人體體質，所以不宜就某一種食材或藥材長時間大量食用，以免造成身體不平衡。

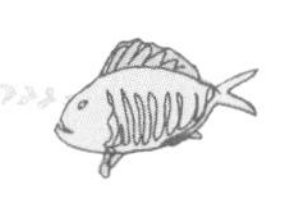

# 藥材選擇與保存

**哪裡買？**

務必要向領有藥商許可證的合法中藥商或是專業的中醫診所購買，千萬不要在來路不明的地方採買，以免買到假藥或品質不好的藥材。

**怎麼挑？**

首先，觀察藥材的外觀是否完整，注意藥材是否乾燥新鮮，有無發霉現象或太多灰塵雜質。良好的藥材外表乾爽，不會黏黏髒髒的，顏色天然，深淺不一；如果顏色太過鮮豔統一，就有可能是人工染色的結果。例如一包完整的枸杞，呈現統一的鮮紅色，用手摸摸藥材，看手上會不會染色，手上若沾染一點橘紅色是正常的，但如果搓一搓之後手指出現鮮豔的紅色，那很可能是加工染色的結果。

其次，可以聞聞看；有些廠商為了延長藥材的保存期限，會使用二氧化硫殺菌，過度使用二氧化硫熏蒸的藥材，往往味道刺鼻，和天然藥材本身的藥香味完全不同，因為好的藥材不會有刺鼻味道或是受潮霉味。

最後，要留意商品包裝，看看有無標示製造日期、保存期限、製造商或是貿易商的名稱，包裝務必緊密無破口，才是安全可靠的藥材。

## 如何保存？

不同的藥品有不同的保存日期，如果是在一般中藥房購買散裝的藥材，就要放在冰箱冷藏，而且盡量在三個月內食用完畢。

如果要判斷從冰箱中取出時，藥材有沒有壞掉，可以先搖一搖，聽聽藥材的撞擊聲音是否清脆，然後可以摸摸看、聞聞看，如果已經很潮濕，甚至還有黏手感的話，就要立刻丟棄。

比較理想的保存方式是將藥材放入密封袋或密封罐裡，同時放入乾燥劑，密封後在袋子或罐子上註明購買日期及放入日期，以確保在有效時限內食用完畢。由於台灣氣候潮濕，所以藥材的保存期限最好設定在三個月內，同時建議要放進冰箱以避免變質。

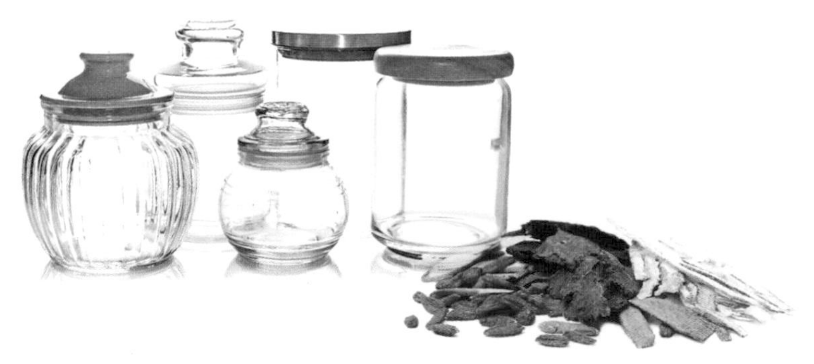

比較理想的保存方式是將藥材放入密封袋或密封罐裡，同時放入乾燥劑，密封後在袋子或罐子上註明購買日期及放入日期，以確保在有效時限內食用完畢。

# 藥材如何事先處理

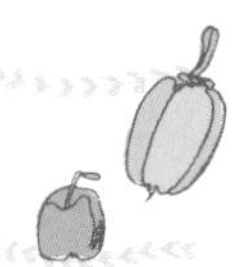

## 怎麼洗？

大多數的藥材洗淨時，可以放在網勺裡，像洗米一樣用水淘洗兩、三次，再用長流水洗淨幾分鐘，然後倒入飲用水加以浸泡，浸泡時間不宜超過十分鐘，以免藥效散失，最後，在料理前可用熱水過一下，好將表面雜質洗淨，唯花草類藥材（富含精油味道的藥材）不適合事先用熱水燙過，單純冷水洗淨即可直接料理。

不易煮熟的材料，例如豆類，可以事先泡冷水一夜，好讓材料入罐燜燒時，藥性可以充分釋放。

另外，核桃仁、芝麻等堅果類，可以先用食物調理機打碎，比較容易食用。

## 乾貨料怎麼發？

某些材料，如花膠、燕窩，需要事先泡發。以花膠為例：一條乾的花膠，要先放在冷飲用水中浸泡一晚，待軟化後，準備少許蔥薑切段，煮滾一鍋開水，將已經泡軟的花膠連同蔥、薑一起丟入滾水中，煮個五到十分鐘即可。

如果買到的乾貨料是藥材本身腥味就較重的，就再重複將蔥、薑滾水煮的動作一、兩次，直到沒有腥味為止。煮好之後，撈起放涼，即可切成細絲或條狀，加入燜燒罐燜煮。

燕窩的泡發則是將燕窩放在冷的飲用水中一晚，隔天使用電鍋，在電鍋內鍋倒入1/3杯水，然後將燕窩盞放入內鍋，在外鍋倒入一杯水，約蒸煮30分鐘，燕窩的泡發也就完成了。

乾貨泡發的前置作業，可以利用週末假日一次完成，然後用夾鍊袋分裝，放入冰箱，需要的時候取出即可直接使用。要注意，發過的乾貨食材如果要保存一星期以上，建議冰至冷凍庫，最好還是盡快食用完。

## 食材處理小技巧

- 肉類入燜燒罐之前，可先切丁或細絲，並用滾水汆燙數分鐘，一方面滅菌，一方面汆燙過後肉類會有一些熟度，之後再放入燜燒罐燜煮，比較容易熟透。
- 食材建議切成丁狀，一來方便食用，二來也較容易燜熟。
- 外形呈小顆粒狀的食材，如枸杞或其他像種子一類的藥材，可以跟中藥行購買紗布包或藥袋把藥材包起來，以免食用時吃到很多渣滓，影響口感。
- 食材份量，可依個人口味濃淡調整，喜歡蔬菜的朋友可以增加蔬菜的量，亦或者是使用烹飪中剩餘的食材來燉煮，一點也不麻煩。
- 使用自製高湯取代白開水，讓燜燒罐料理更加分。

## 高湯做法

**材料：**

帶肉的雞架骨兩副、雞爪少許、帶肉的豬大骨一副、胡蘿蔔一根、洋蔥一顆、蒜仁五到八顆、蔥兩支、薑片三片、黑胡椒粒少許、沙拉油少許。

**做法：**

1. 雞骨、雞爪、豬大骨先洗淨汆燙去血水、胡蘿蔔與洋蔥洗淨後切塊、蒜頭拍扁、蔥切段，備用。
2. 起鍋熱油，先爆香蒜頭、蔥、薑後，放入洋蔥並將洋蔥炒軟。
3. 再放入汆燙完的雞骨與豬大骨一起炒香，將胡蘿蔔與胡椒粒放入拌炒均勻。
4. 加水至八分滿後煮沸，轉小火慢燉兩小時，期間撈去浮渣泡沫。
5. 高湯放涼後，撈除上層浮油並過篩去雜質，即可分裝入小袋或放入製冰盒中冷凍備用。

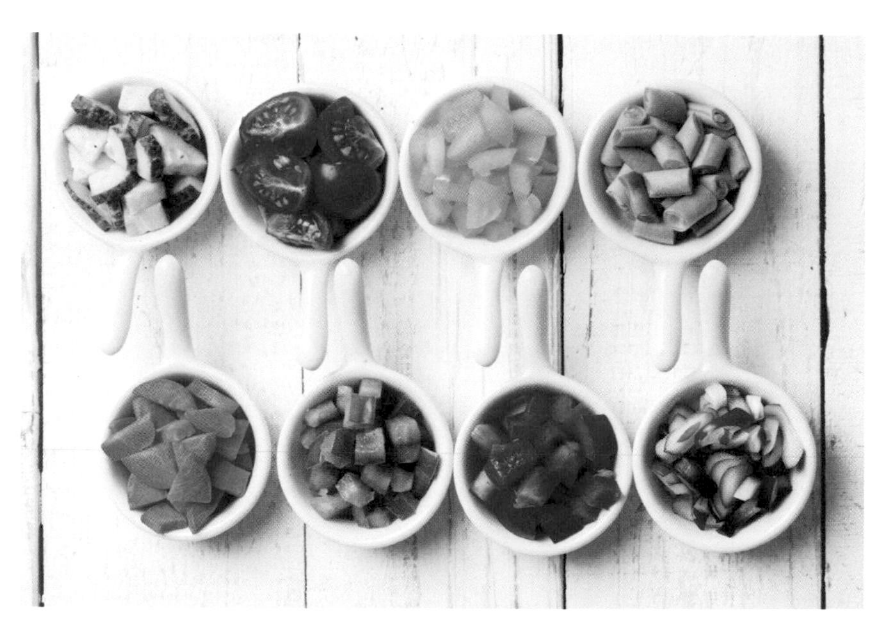

食材入燜燒罐之前建議切成丁狀，一來方便食用，二來也較容易燜熟。

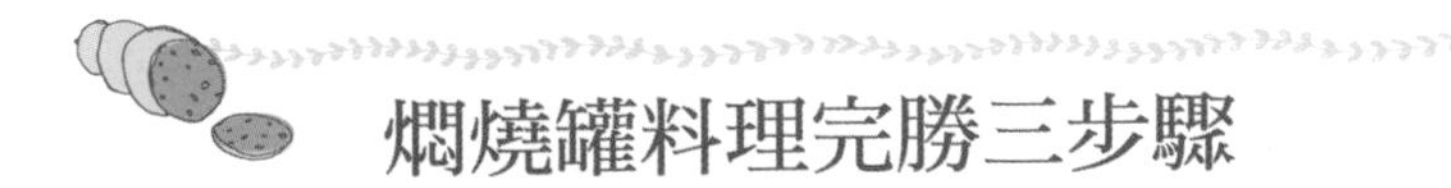

# 燜燒罐料理完勝三步驟

所有的燜燒罐料理，都要做到以下三步驟，才能達到完美的效果。

**步驟一：入料**

將食材、藥材與沸水依序放入燜燒罐中，注意食材和藥材的份量只占燜燒罐三分之一滿。

**步驟二：預熱**

注入沸水後，蓋緊燜燒罐並充分搖勻，確保內容物及燜燒罐均勻受熱後瀝乾。這個動作是在預熱食材，對藥材食材也有再次殺菌的作用。切記熱水務必要滾燙超過100℃以上，同時記得含精油類的花草藥材要等到最後燜煮階段才加入。

**步驟三：燜煮**

燜煮前倒入超過100℃的沸水或煮沸的高湯至完全蓋過食材，最多裝到燜燒罐的八分滿，然後蓋上蓋子燜個數十分鐘至數小時，燜燒過程中不宜開蓋，以確保熱度足以讓食材熟成，藥性發揮。調味料建議在食用前再放入，不吃過多的鹽、糖，吃得更健康。

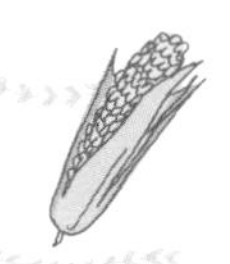

# 注意事項

1. 本書使用 500 ml 和 720ml 容量的燜燒罐。
2. 燜煮時，切記中途不要一直開罐，否則熱氣散失，食物就不易熟透，肉類和粥品最好一路燜三小時後再打開。
3. 有些食材在預熱後會釋放出黏稠的澱粉質，所以在正式燜煮前先將食材稍作攪拌，之後瀝乾食材放入高湯或熱水，食材才不會結塊。
4. 冷凍食材要先行解凍或事先汆燙加熱。
5. 燜燒罐是利用對流循環讓食物熟成，所以食材和水量千萬不要太滿，否則很可能會有燜不透問題產生。食材、藥材最好只占罐內空間的三分之一，正式燜熟時，注入的滾水或高湯不可超過燜燒罐水位上限的刻度（一般為八分滿）。
6. 食物燜燒並非燜愈久愈好，燜煮時間不宜超過六小時，以免食物酸化腐敗，同時最好在燜煮完成後盡快開罐吃完。
7. 如果燜燒罐中的食物沒有吃完，要放進冰箱時，記得取下燜燒罐的蓋子，改以保鮮膜封口冷藏，以免燜燒效果持續進行，導致食物燜煮過久酸化。

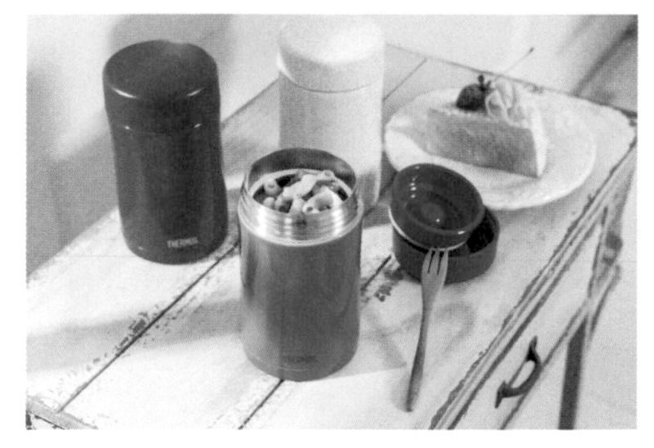

燜燒罐是利用對流循環讓食物熟成，所以食材和水量千萬不要太滿，否則很可能會有燜不透問題產生。

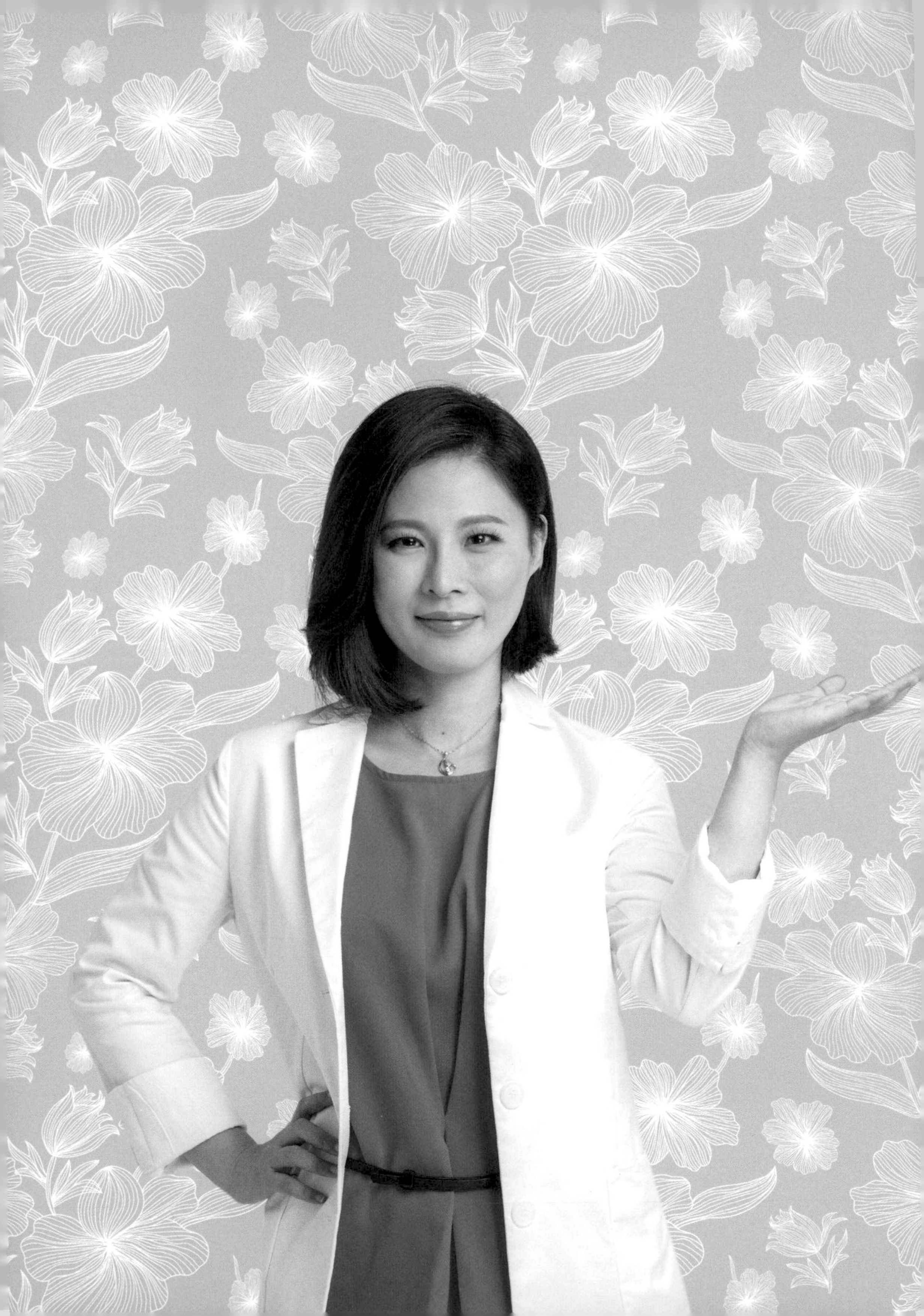

CHAPTER 3

# 從頭到腳、從內而外的燜燒美人保養法

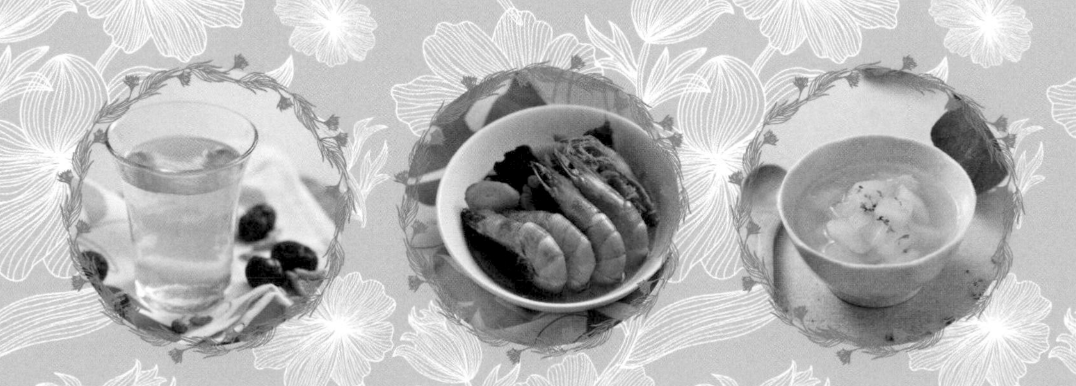

## 讓秀髮烏黑亮麗、健康有光澤！

髮者血之餘，一個人五臟六腑的氣血健康都會反映在頭髮的色澤和生長狀態上。腎藏精，肝主血，髮質與氣血及肝腎健康關係密切，肝腎的精華都會表現在頭髮上。腎主骨，其華在髮，如果血氣盛，腎氣強，則骨髓充滿，髮潤而黑。

如果脾胃運化正常，就能適當吸收營養，有原料製造肝血，透過經絡血液的輸送，頭皮就能獲得豐沛的養分，髮色就會黑而亮，頭皮健康，自然不易掉髮。

日常生活飲食往往是供應血氣最好的來源，想要擁有一頭烏黑閃亮秀髮的根本之道，就在於養腎，益氣養血。長白髮或掉髮多，往往是因為身體氣血兩虛，肝腎不足；因為氣虛則血弱，髮根沒有血氣滋潤，無法正常休養，才會導致脫落。

掉頭髮是許多人的困擾，一般而言，一天如果掉了一百五十根以上的頭髮，就算是大量掉髮。但實際上根本很難細數一天到底掉了多少根頭髮，另一個判讀是否異常掉髮的方式，是和自己之前的狀態比較，如果某一段時間頭髮突然掉得很兇，或是白頭髮冒得特別多，那可能就是身體有異樣或情緒特別有困擾等問題。

頭皮的健康會決定頭髮的生長週期，若因頭皮出油感染毛囊炎或有搔癢感的脫髮，就跟飲食習慣很有關係，建議少吃燒烤炸辣及太過甜膩的食物，因為那會刺激皮脂腺，導致頭皮出油情形更加嚴重。

一般而言，白髮明顯出現的時機會在更年期之後，但現代人可能三十多歲就開始出現白髮，這往往是身體血氣虛衰的徵兆。年紀輕輕就有白髮的話，除了先天遺傳之外，作息不正常、情緒起伏劇烈或者壓力過大，都可能讓白髮提早出現。此外，大病癒後、生產過後、過度勞累或激烈減肥，都可能造成營養不良、貧血或血氣虛弱等現象，這都是肝腎虛衰的表現。

如果是大病過後、產後或因為過度勞累致使氣血虛衰的話，只要調理得當，要讓黑髮再生的機會不小，但若是先天遺傳的少年白，大約只有百分之五十的機會可以透過調養讓髮色再黑回來。

補腎養腎，平常可以多吃深色食物，深色食物的抗氧化效果良好，黑入腎，可以烏髮。常見補養肝腎的藥材包括：何首烏、黃精、枸杞、黑芝麻、黑豆，而核桃、芝麻等堅果類食物，和藍莓、櫻桃等富含花青素的莓果，也是補腎很好的食物；此外，要補養氣血可用紅棗、當歸等物。

如果有頭皮過油的困擾，可以用菊花、金銀花清熱，因為菊花可上達頭面清熱，另外綠茶也是不錯的選擇。

滋補要先顧好脾胃，讓身體的消化動力變快，才能降火氣，一旦消化正常，營養才能上達頭皮臉面。建議多攝取優質蛋白如：雞肉、豬肉、深海魚、牛奶，或是富含維他命B群的蔬菜水果，以及含鐵質、鈣質的深綠色食物，如：海帶。海藻是海裡的黑色食物，包括海帶、紫菜等等，含碘豐富，可使頭髮有光澤。此外，海藻類也富含鐵及維生素B12，是預防貧血的重要營養素，能幫助頭髮獲得充足養分。

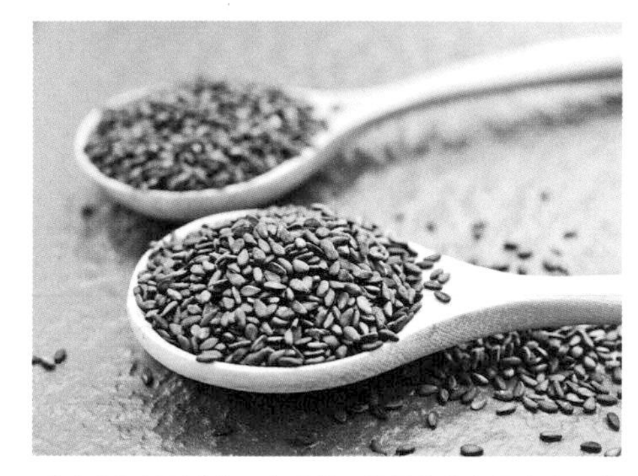

芝麻等堅果類食物，和藍莓、櫻桃等富含花青素的莓果，也是補腎很好的食物。

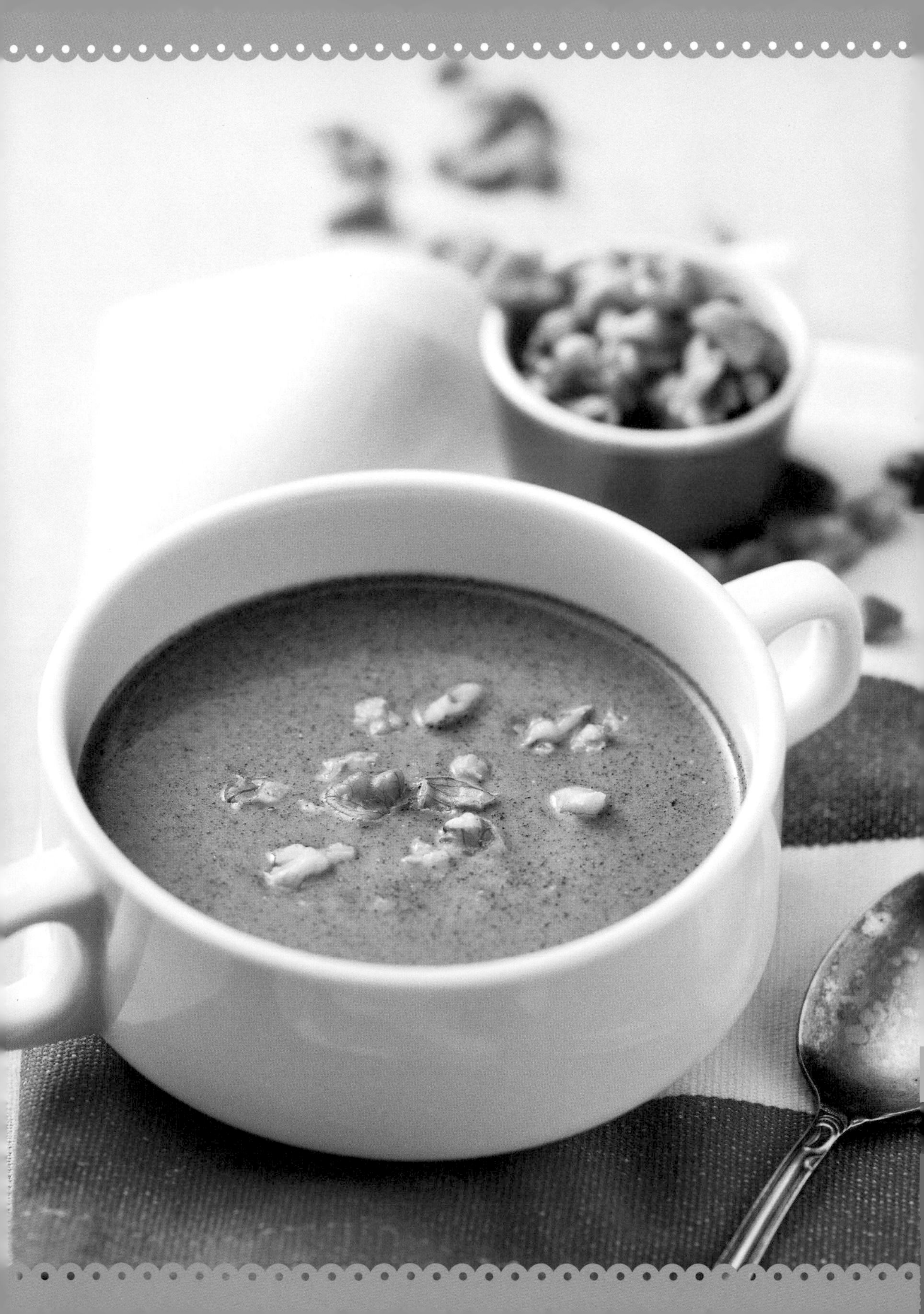

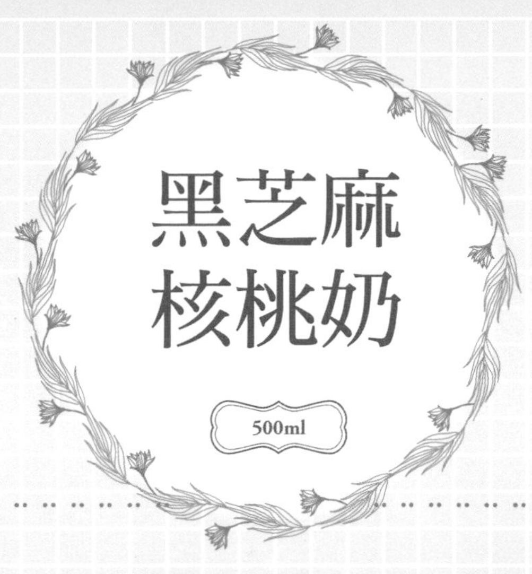

# 黑芝麻核桃奶

500ml

黑芝麻、核桃可健腦、補腎氣，減少虛勞所生白髮，預防老人健忘，同時能滋養髮膚，為絕佳的美容養生甜品。

## 材料

核桃粉50公克、黑芝麻粉50公克、鮮奶400毫升、碎核桃仁及冰糖適量。

## 做法

將核桃粉、芝麻粉、碎核桃仁放入罐中，注入滾沸鮮奶後攪拌均勻，拴緊蓋子燜煮二十分鐘後，開蓋加入冰糖，待冰糖溶化即可食用。

### TIPS

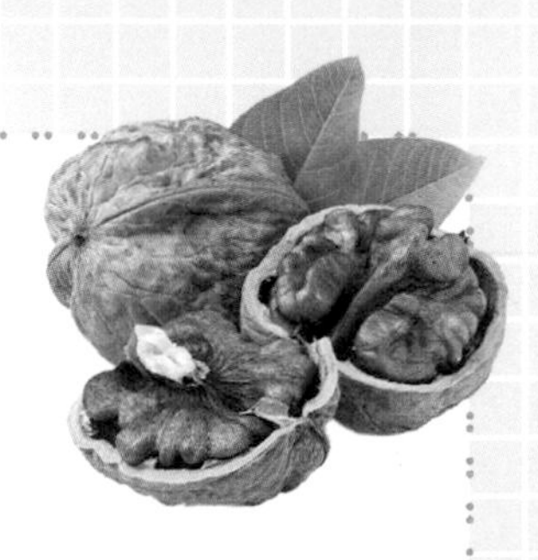

- 熱鮮奶可用奶粉或黃豆粉沖泡更方便。
- 坊間有販售現成的黑芝麻粉和核桃粉，亦可購買黑芝麻和核桃自行處理。先將芝麻或核桃置於乾鍋炒香或用烤箱烤熟，取出待涼後，再予以碾碎，裝瓶保存即可。

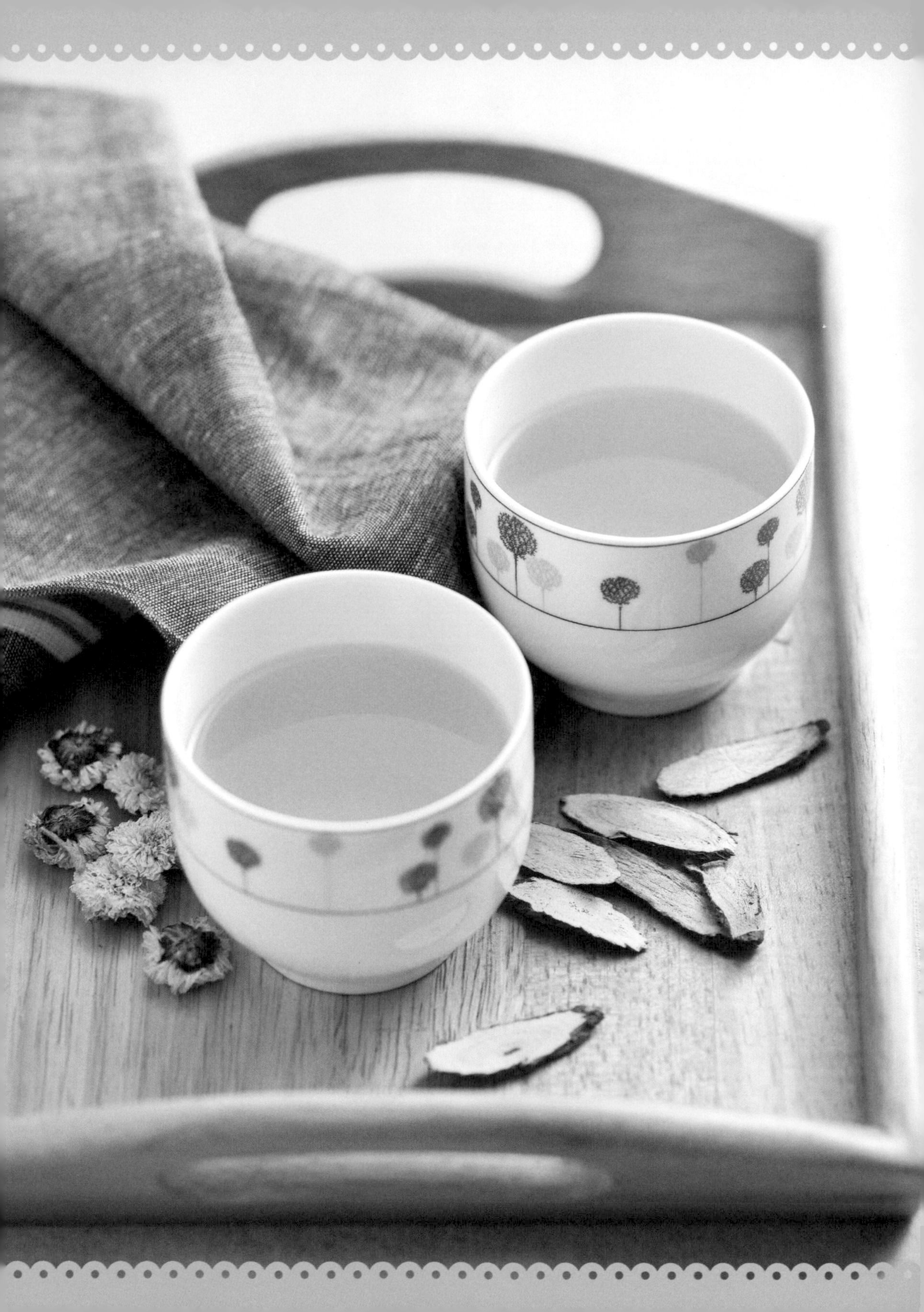

# 銀菊甘草茶

500ml

適合頭皮容易出油、脂漏性掉髮、
頭皮毛囊炎、經常晚睡或易口乾舌燥者。

### 材料

金銀花0.5錢、白菊花一錢、生甘草一錢、綠茶包一份。

### 做法

藥材洗淨後放入濾紙袋，燜燒罐預熱後將藥包及綠茶包放入，注入八分滿沸水後拴緊蓋子，燜煮二十分鐘即可飲用。

### TIPS

- 可當作日常茶飲，但由於性質偏涼，女性生理期間避免飲用。

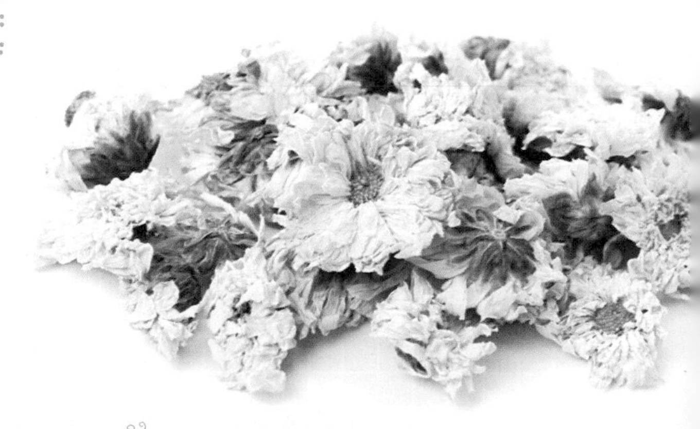

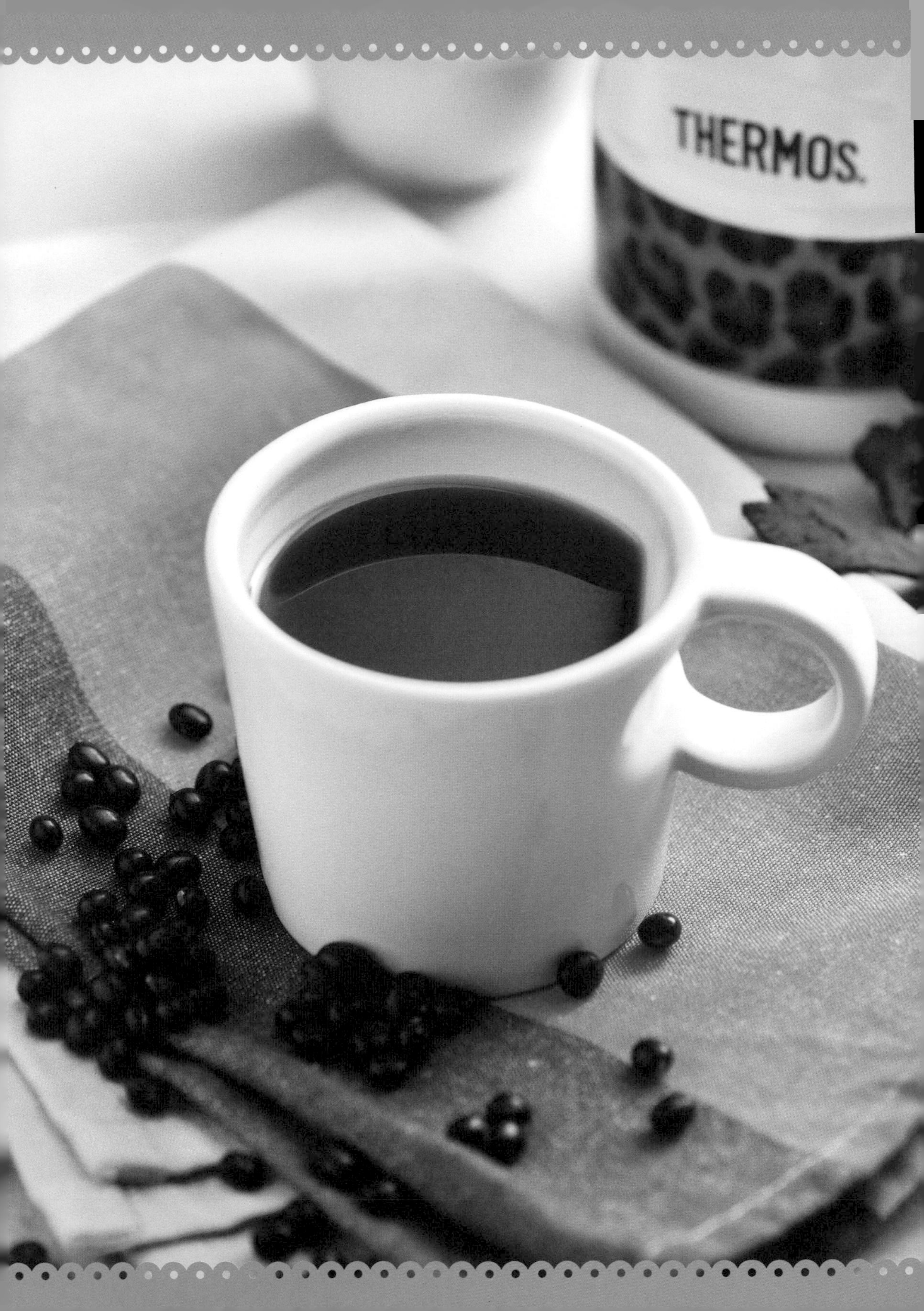
THERMOS.

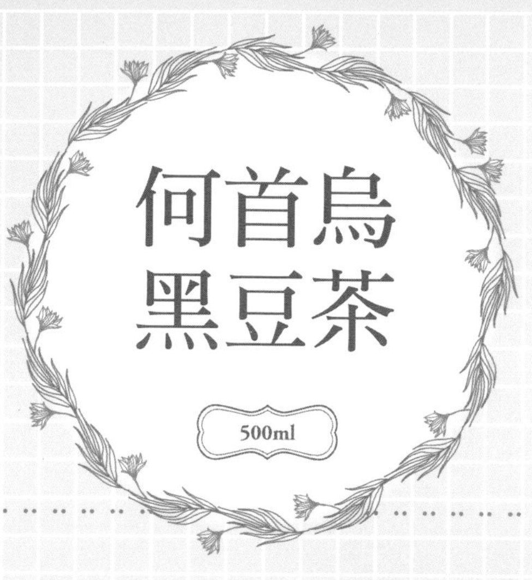

# 何首烏黑豆茶

500ml

黑豆與何首烏入腎，
有助秀髮烏黑有光澤。

**材料**

何首烏兩錢、青仁黑豆50公克、甘草兩片。

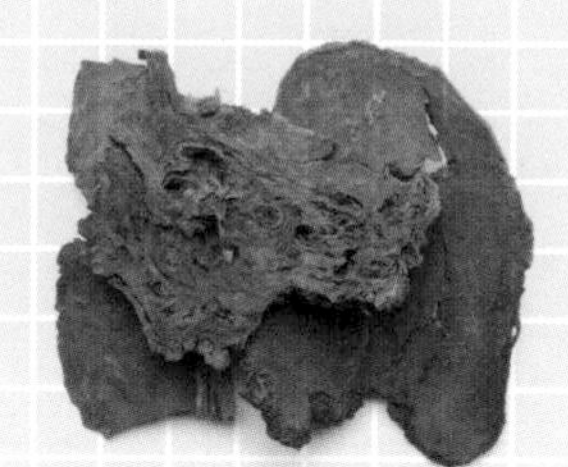

何首烏
©富爾特數位影像

**做法**

1.黑豆先泡水一晚軟化，將藥材洗淨後放入濾紙袋。

2.泡軟的黑豆放入燜燒罐，注入沸水預熱，五分鐘後將水倒掉再放入藥材，然後再次注入沸水至八分滿後，攪拌均勻，燜燒三小時後即可飲用。

**TIPS**

- 黑豆要選擇青仁黑豆，才有養生補肝腎之效，黃仁黑豆多用於釀造醬油。
- 黑豆富含花青素，可抗氧化，此湯品也適合產後媽媽做為日常茶飲。

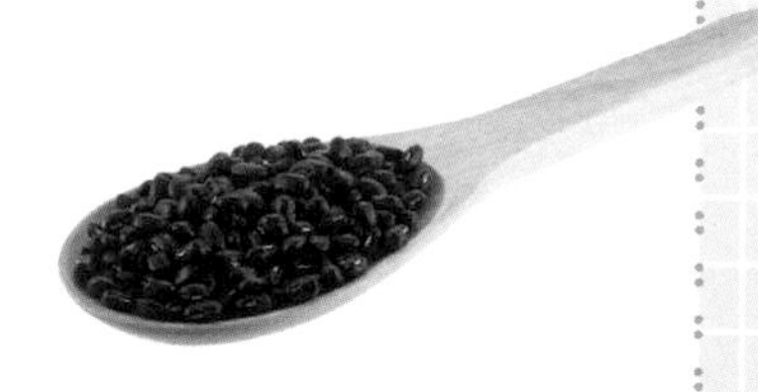

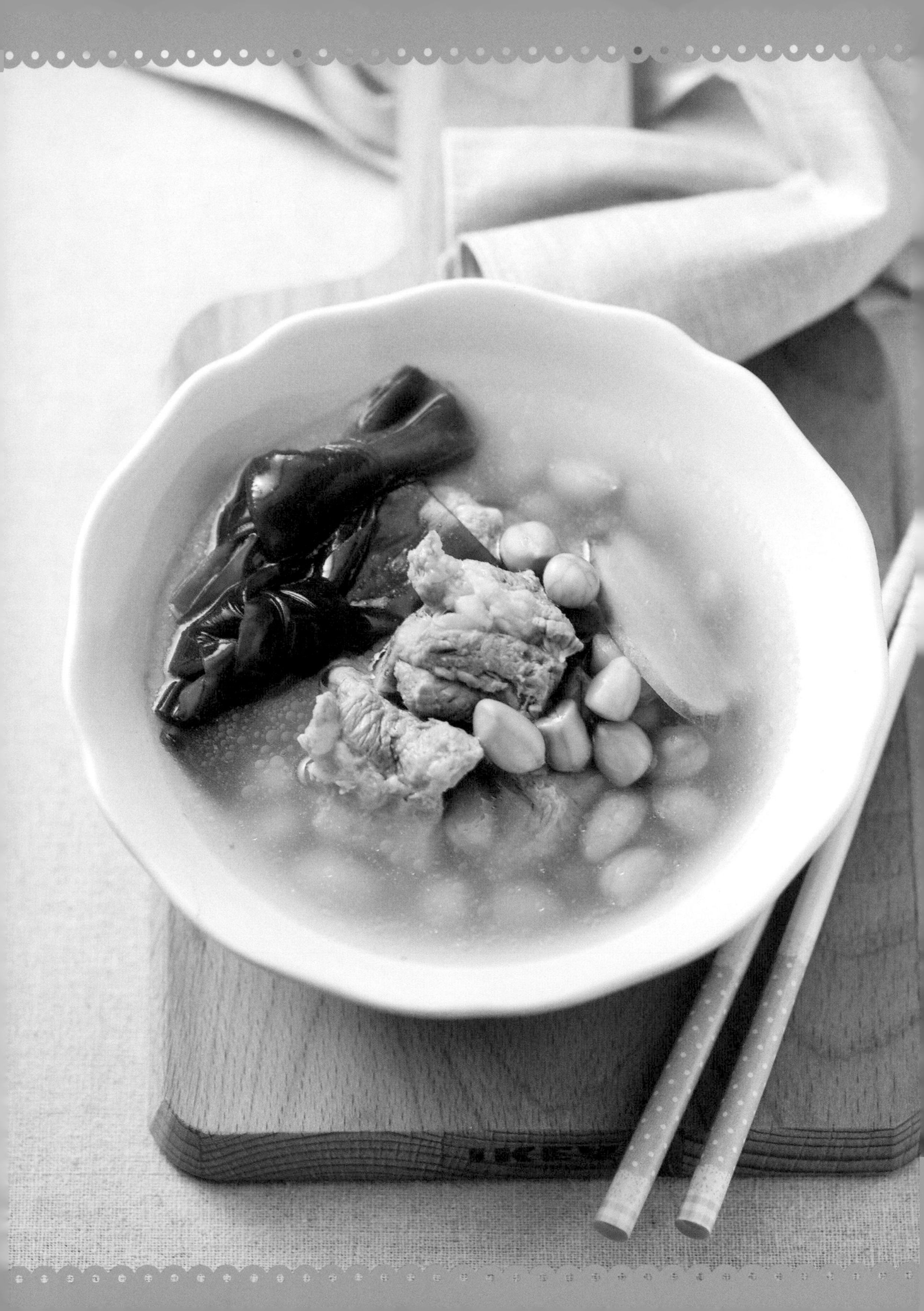

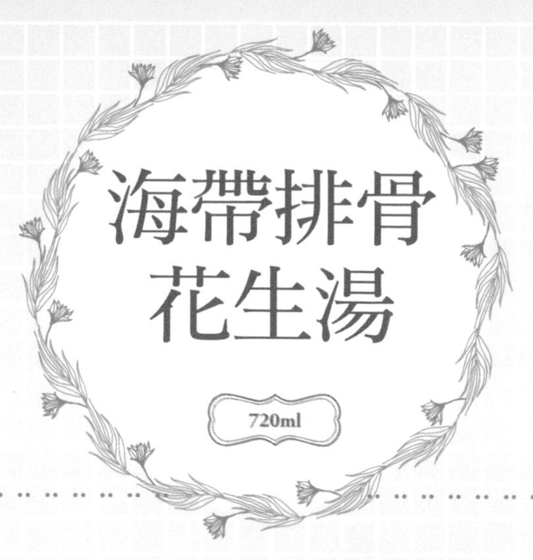

# 海帶排骨花生湯

720ml

適合營養不良或產後氣血虧虛，
常掉髮，髮質失去光澤者食膳。

## 材料

海帶結十個、排骨100公克、生花生50公克、薑片兩片、高湯適量、鹽巴少許。

## 做法

1.排骨洗淨切成小塊後汆燙。
2.將食材放入燜燒罐後注入熱水預熱，一分鐘後將水倒掉，倒入滾沸的高湯後攪拌均勻，拴緊蓋子燜煮三小時，開蓋後放入鹽巴調味即可食用。

TIPS

♪ 海帶含碘、鐵豐富，可使頭髮有光澤。此外，花生性味甘平，入脾胃經，含豐富的維他命E及鋅元素，有助於皮膚毛髮的健康。

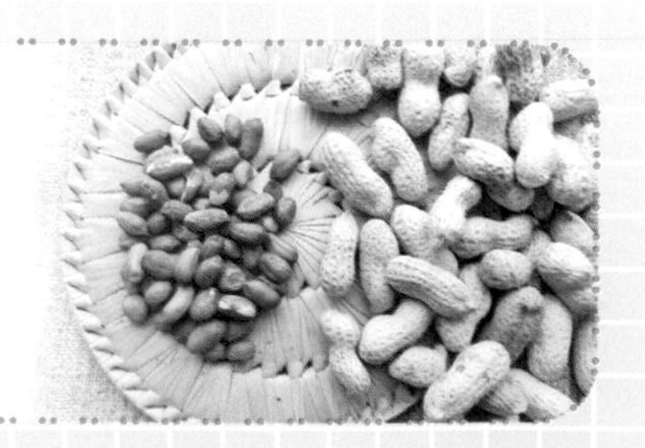

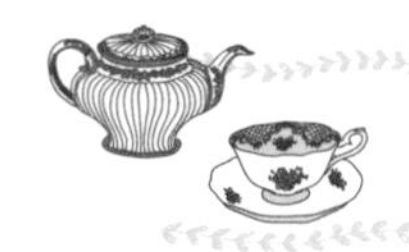

# 抗壓補腦大作戰

腦是人體氣血的高度聚集處，也是精髓所在。現代生活節奏快、工作壓力大，身體器官中負荷最大的也是腦。大腦在運作時會消耗大量的葡萄糖，也就是所謂的能量，因此一旦腦的負擔太大，身體就會出現警訊。

很多來看門診的患者，經常覺得很累，好像怎麼睡也不夠，但到了晚上卻又睡不著，這很可能是因為腦部缺氧，自律神經協調出了問題，其中不少人的早晨都得依賴一杯咖啡才能醒過來。

頭暈、缺氧、精神不濟時，不建議喝咖啡提神，雖然咖啡因會快速擴張微血管，可以短暫快速的感覺有精神，但這樣的做法其實是在耗竭自身的精氣神，這樣的振作常常只是因為血壓上升、血管擴張，而令人有亢奮感，但都只是暫時得到元氣的假象。

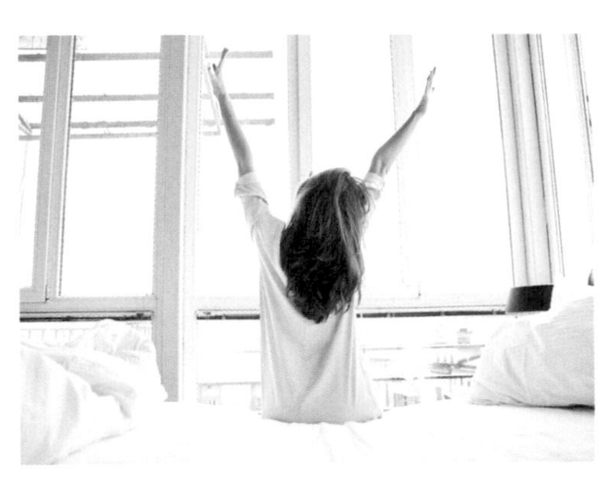

很多來看門診的患者，經常覺得很累，好像怎麼睡也不夠，但到了晚上卻又睡不著，這很可能是因為腦部缺氧，自律神經協調出了問題

我的建議是前一天先把藥材準備好，晨起泡個簡單茶飲，裝入燜燒罐外帶，不但省下買飲料的錢，改喝依個人體質調配的茶飲，每天喝著喝著，一段時間後，精神和體力都會有不同程度的好轉，氣色還會由內而外變得更好喔！

精神不好的時候，最好

的方法還是稍作休息，讓自己深呼吸或是做些頭皮、肩頸的按摩，藉以提升體內的含氧量，到戶外走走伸伸懶腰，也是不錯的方法。花草茶類的飲品，方便準備，很適合忙碌的上班族，在步調快速的工作之餘中，來杯芳香的花草茶，除了健康養生外，花草茶香也能讓精神為之振奮。

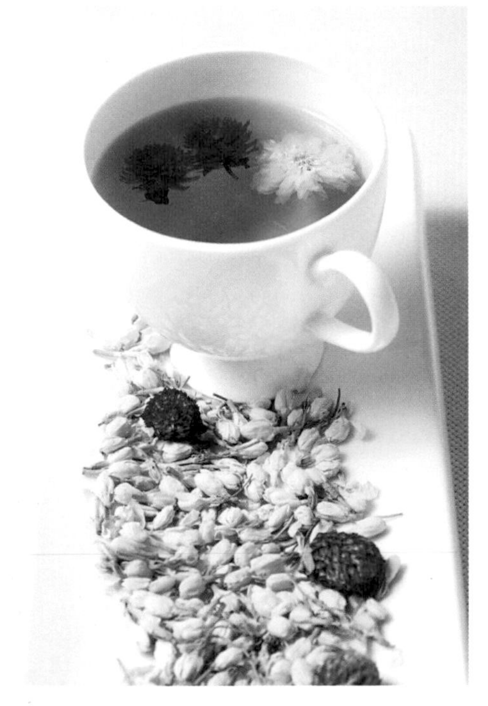

在步調快速的工作之餘中，來杯芳香的花草茶，除了健康養生外，花草茶香也能讓精神為之振奮。

大腦需要食糧，核桃、芝麻等堅果富含單元不飽和脂肪酸，有降低膽固醇的功效，可以保護腦細胞不受自由基的損害；而含有豐富維生素E、硒等抗氧化物質的紅棗，也是有益大腦的食材。

日常飲食宜攝取富含β蘿蔔素的食物，例如：深綠色葉菜、胡蘿蔔、甜椒、番薯、木瓜、芒果等，有助維持大腦敏銳的思考能力。

有些人會使用人參來調節中樞，生津安神，平衡與抑制大腦過度興奮，同時提高記憶力與工作效率。人參具有雙向調節的功能，如果大腦運作遲緩，人參可以幫助刺激大腦活化，但如果大腦太過興奮，人參則有如翹翹板一樣，可以緩和大腦的運作。

只是參類的使用務必謹慎，例如高麗紅參雖然可以迅速活化大腦，但對年輕族群而言，紅參可能導致上火，帶來副作用，因此建議等到年紀較長，例如四十五歲以後，開始出現衰老現象時，再使用紅參來加強補養，同時平衡大腦。年輕人可以使用屬涼補的西洋參，較不易上火；另外，黨參則有助脾胃，也可以酌量使用。

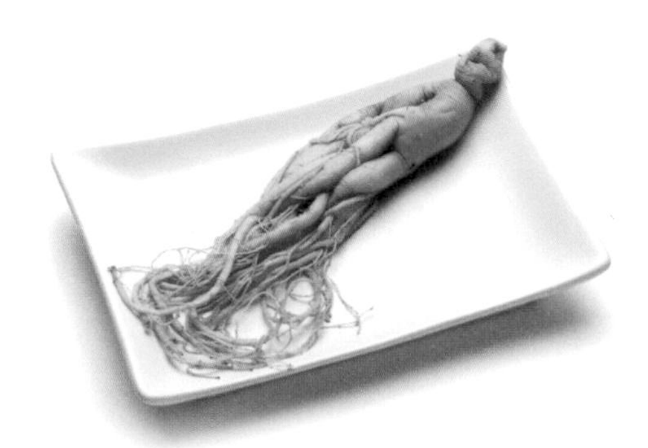

四十五歲以後，開始出現衰老現象時，再使用紅參來加強補養，同時平衡大腦。© 富爾特數位影像

我們的記憶力、腦力和頭髮一樣，也是要從補腎入手，所以要增強記憶力、腦力，也是要多多攝取深色食材。

此外，睡眠是大腦健康非常重要的一環，人的睡眠和情緒與五臟六腑都有相關性，一旦睡不好，火氣虛浮，情緒就不易穩定，容易動怒，如此一來又會牽連影響其他臟腑。例如壓力很大的時候，往往胃口不好，不想吃飯；飲食不正常，就容易傷脾胃，間接導致腰痠背痛、腰膝痠軟等一連串問題。

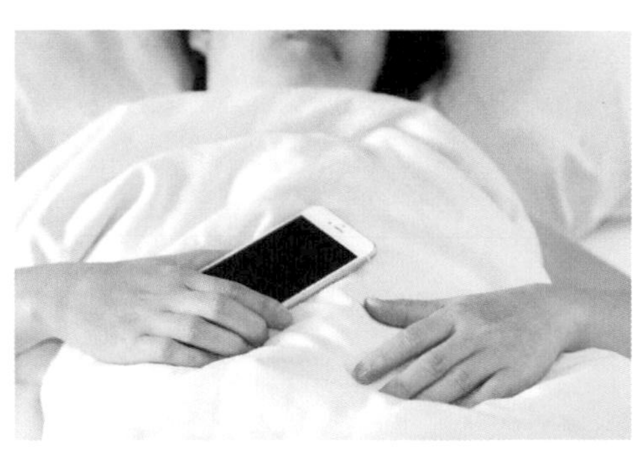

睡前最好不要一直接觸 3C 產品，因為 3C 產品可能會釋放藍光或是微電波，讓腦部過度亢奮，不易入睡。

最好的方式還是規律作息，讓自己在睡前放鬆，泡腳是不錯的方法，可以讓腦部過度虛浮的火氣往下降，但不建議睡前全身泡澡，因為容易導致自律神經太過興奮，反而更難入睡。

此外，睡前最好不要一

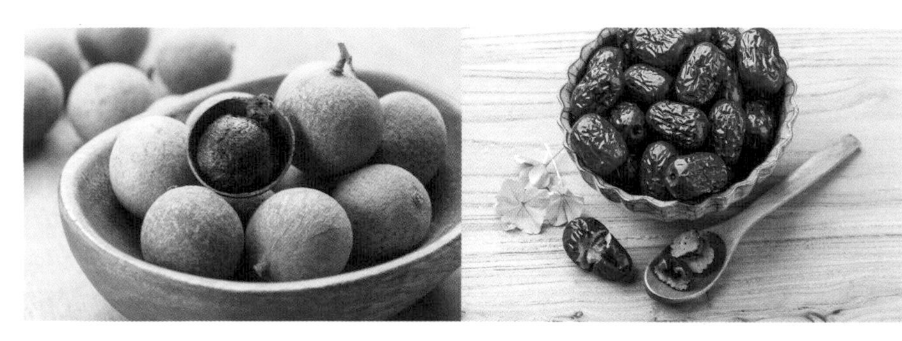

老人家氣血虧虛產生的睡眠困擾，如不易入睡，多夢、淺眠，就可以用龍眼、紅棗來調節氣血。

直接觸3C產品，因為3C產品可能會釋放藍光或是微電波，讓腦部過度亢奮，不易入睡。而如果不是嚴重的睡眠障礙，也不建議使用安眠藥，因為安眠藥的主要作用是麻痺中樞神經，對腦部的自我調節沒有幫助，最好只在緊急特殊情況下才使用。

如果是老人家氣血虧虛產生的睡眠困擾，如不易入睡，多夢、淺眠，就可以用龍眼、紅棗來調節氣血。年輕族群如果多夢口乾，虛性亢奮，過度動腦，致使心情抑鬱、心神不寧、睡眠品質不佳，則可以選用百合、酸棗仁、蓮子之類的藥材來幫助寧心安神，潤燥除煩。

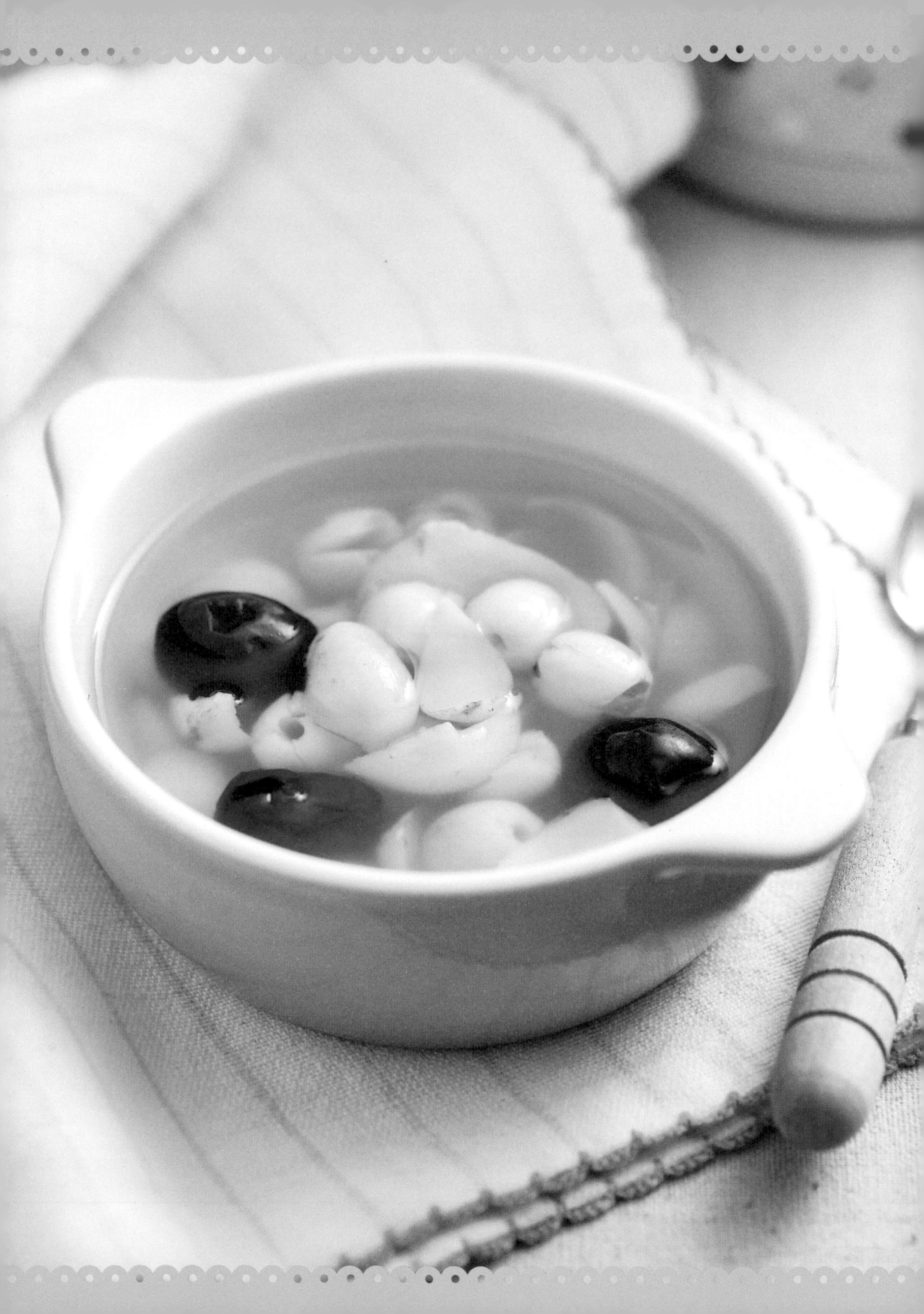

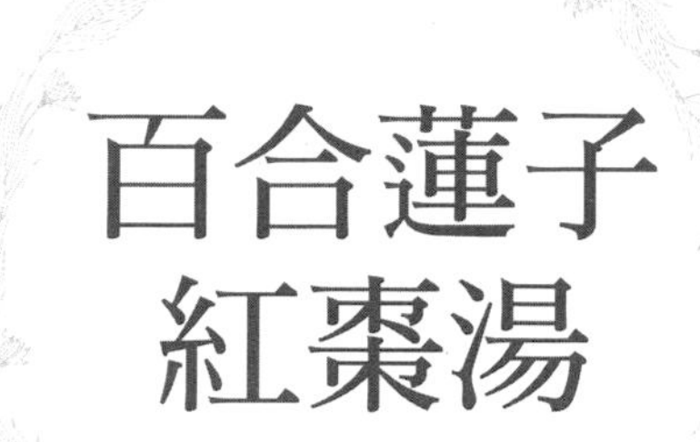

# 百合蓮子紅棗湯

500ml

適合口乾煩躁、
心神不寧者食用。

## 材料

乾百合六錢、乾燥去芯蓮子六錢、紅棗五粒、冰糖少許。

## 做法

1.蓮子泡水兩小時使其軟化。
2.所有藥材放入燜燒罐中，注入沸水燜燒一分鐘後將水瀝乾，再次注入沸水至八分滿，旋緊燜燒蓋後上下搖晃數次，燜煮兩小時後即可食用。
3.食用時加入冰糖調味即可。

TIPS

百合味甘微寒，可清熱，蓮子可健腦益智，兩者皆能寧心安神、抗壓力，幫助睡眠；紅棗可改善心血不足或驚悸等症狀。

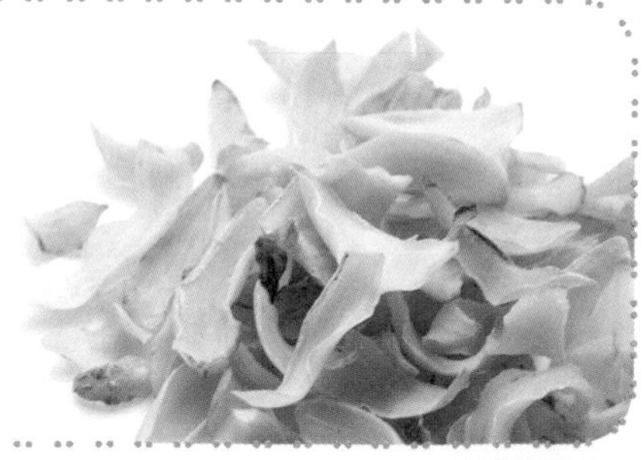

©富爾特數位影像

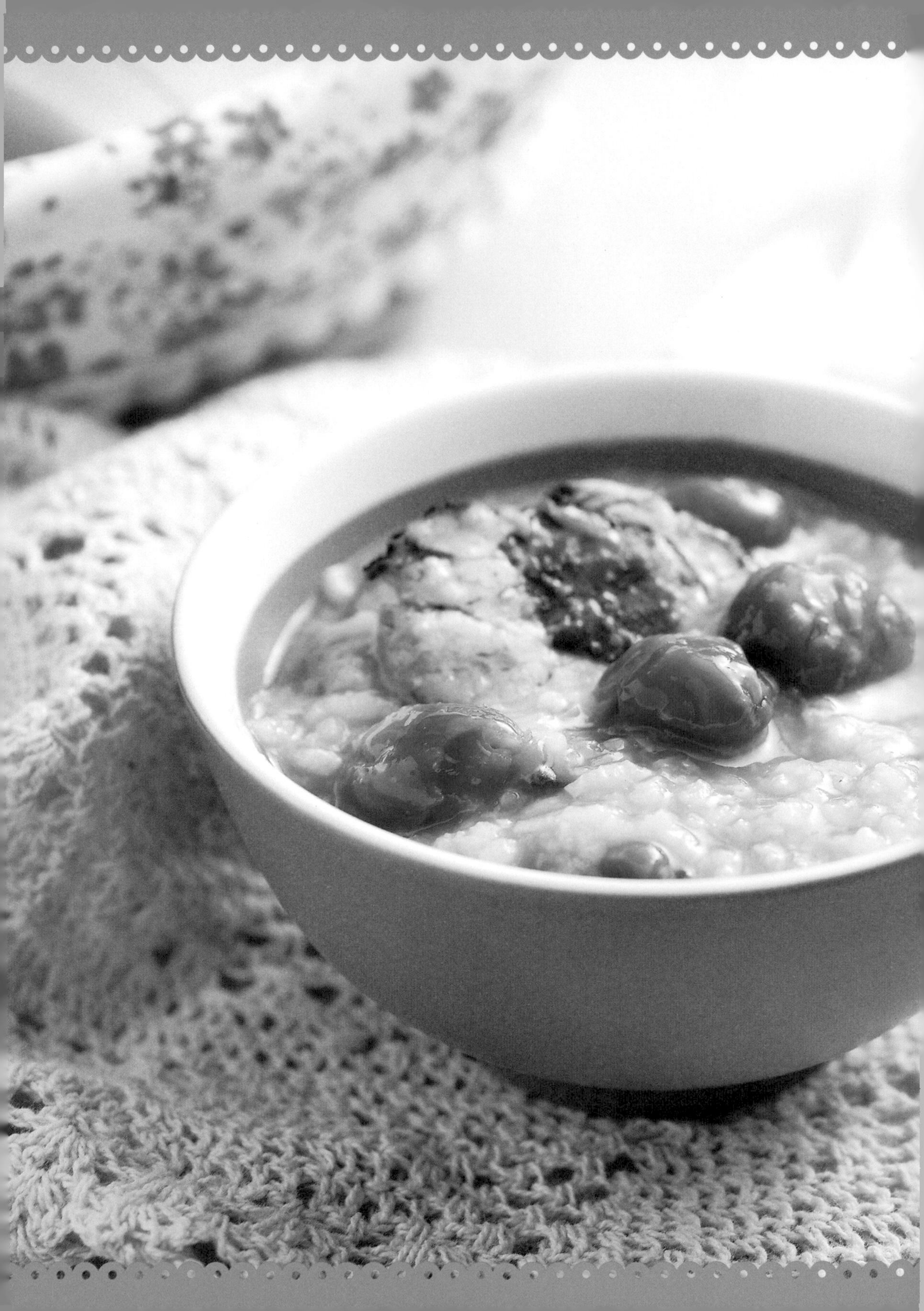

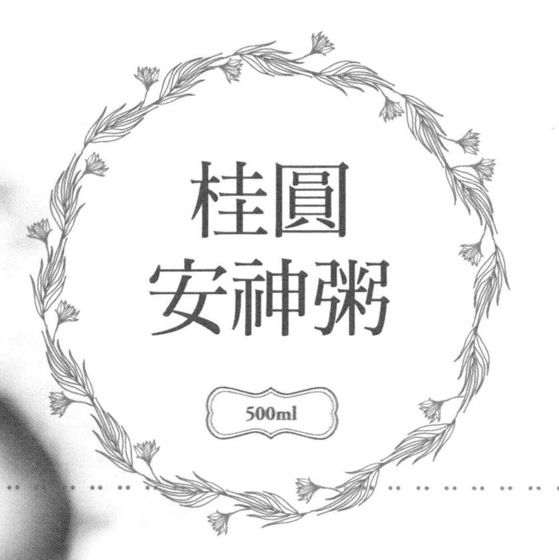

# 桂圓安神粥

500ml

適合四肢冰冷、虛寒不眠的人，
具安神健腦之效。

## 材料

核桃兩錢、茯神一錢、桂圓肉三錢、白米1/3杯。

## 做法

1.藥材、食材洗淨，核桃敲碎，備用。
2.將材料放入燜燒罐注入沸水，燜燒一分鐘後，將水倒掉瀝乾，再次注入沸水至八分滿後，將藥材與白米充分攪拌，避免白米黏底，接著旋緊蓋子，燜煮三小時即可食用。

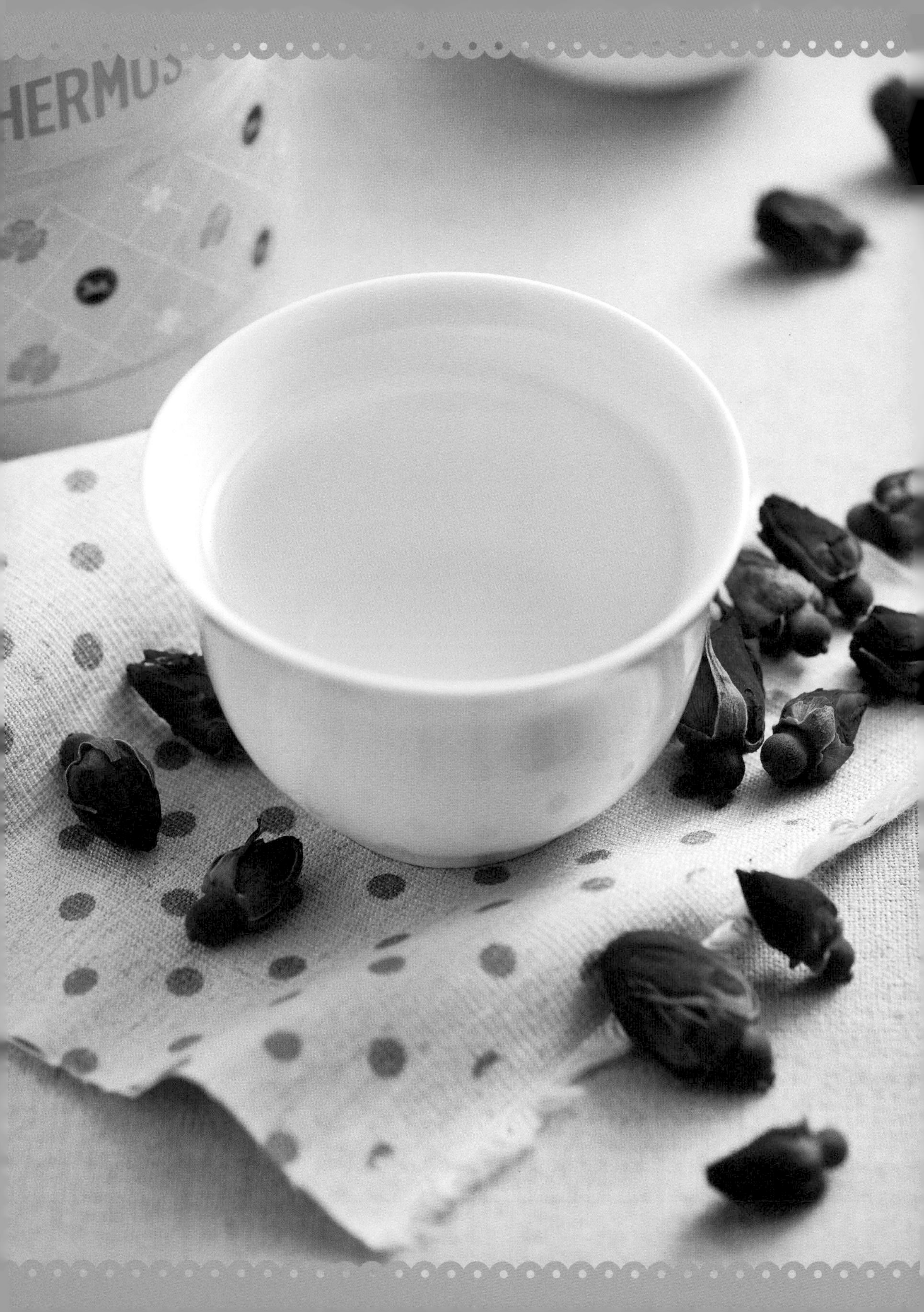

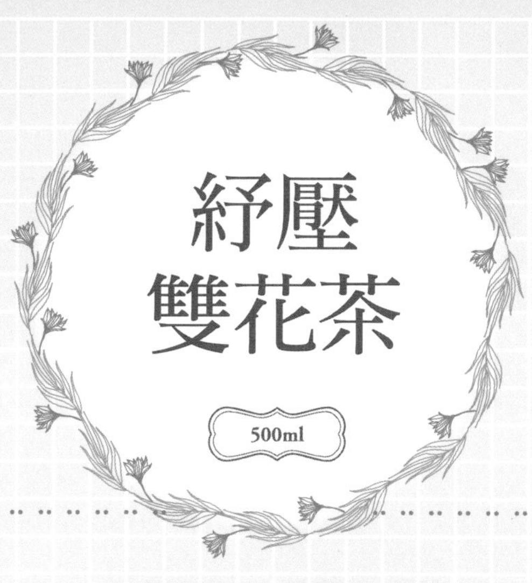

# 紓壓雙花茶

500ml

玫瑰性溫，可疏肝解鬱，
配合茉莉淡香，能舒緩緊張情緒。

## 材料

玫瑰花一錢、茉莉花一錢、冰糖適量。

## 做法

將藥材洗淨後裝入濾紙袋，再放入焖燒罐，接著注入沸水預熱，30秒後瀝乾，再注入沸水至八分滿，接著蓋上焖十五分鐘，最後放入冰糖，攪拌均勻即可飲用。

## TIPS

- 玫瑰活血，女性生理期及懷孕婦女忌喝，腹瀉者也要少喝。
- 花茶類飲品的甜度可依個人喜好調整，亦可用蜂蜜或甜菊葉取代冰糖。

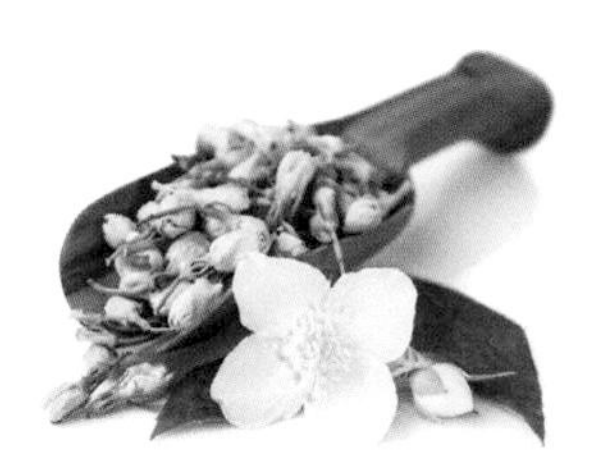

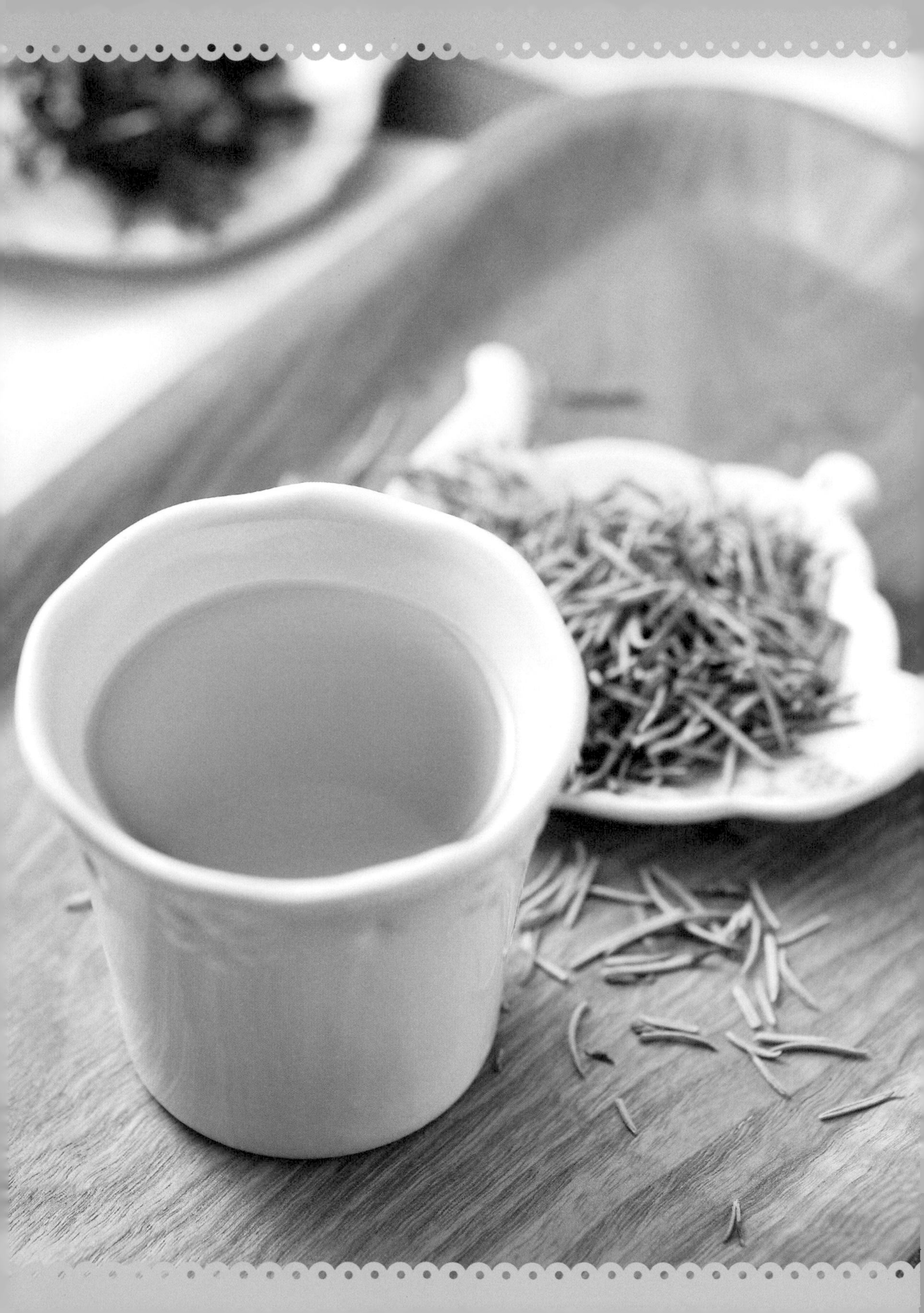

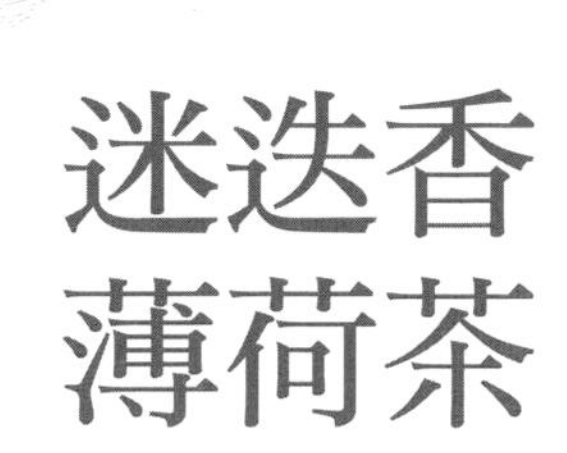

# 迷迭香薄荷茶

300ml

迷迭的特殊香氣適用於各種料理，迷迭香可提神醒腦、
增強記憶力、集中精神，有助激發正面積極的氛圍。

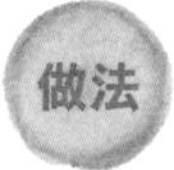

**材料**

迷迭香一錢、薄荷六片、蜂蜜一匙。

**做法**

藥材洗淨後裝入濾紙袋，接著放入燜燒罐注入沸水，預熱30秒後瀝乾，
再注入沸水至八分滿，接著燜煮十分鐘，最後放入蜂蜜調味，即可飲用。

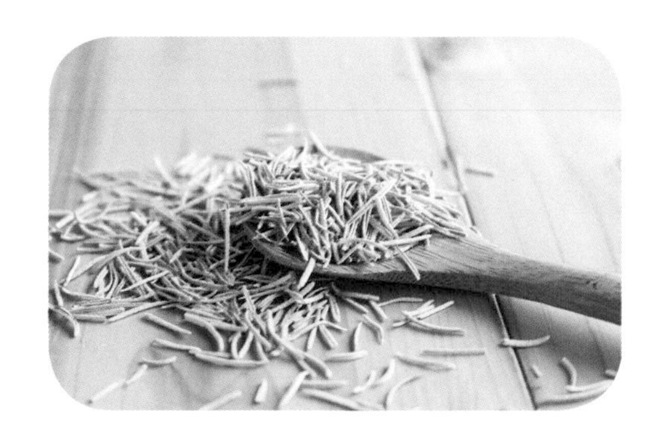

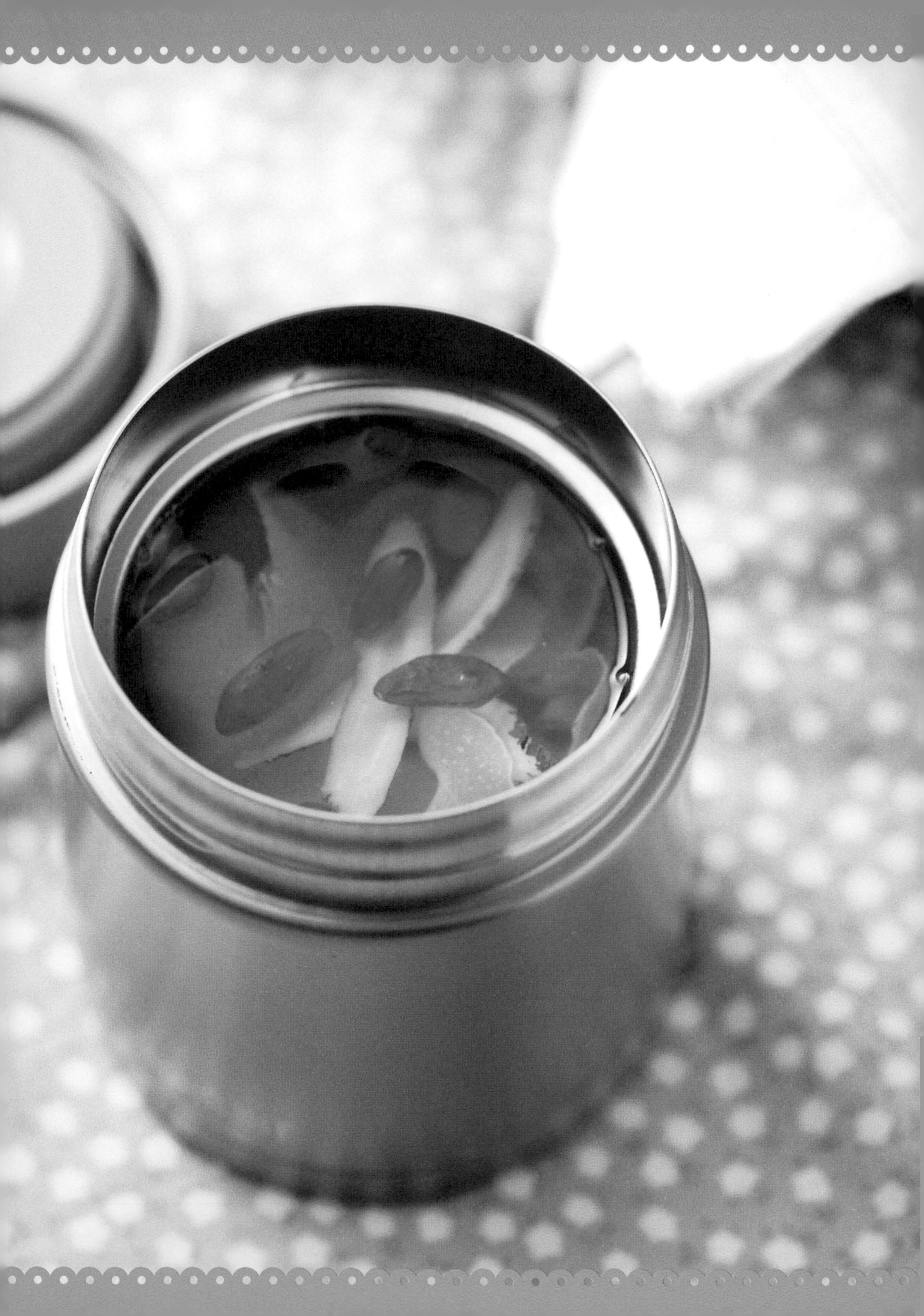

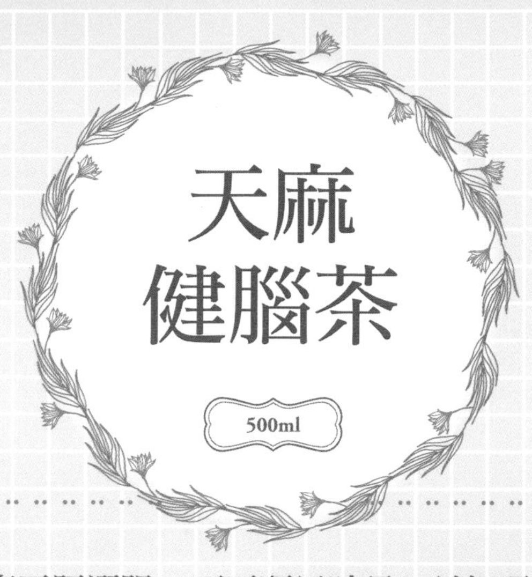

# 天麻健腦茶

500ml

天麻平肝潛陽，可平頭目眩暈，益智通絡；
枸杞益肝腎，防眼睛乾澀；黃耆補氣。
本茶品適合動腦多、耗氧量多，且常用眼的電腦族。

## 材料

天麻三錢、枸杞一錢、黃耆兩錢。

## 做法

藥材洗淨後放入燜燒罐，注入沸水預熱30秒後瀝乾，接著再次注入沸水至八分滿，然後燜燒半小時即可飲用。

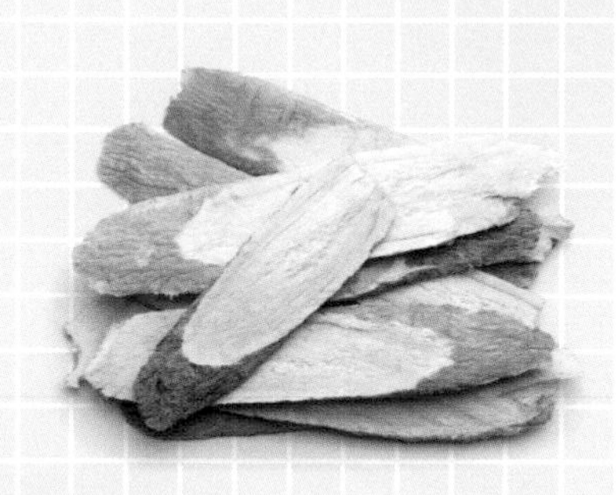

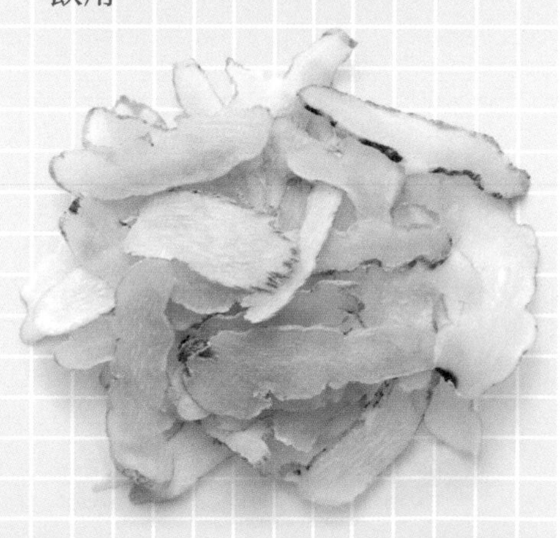

(左)黃耆(右)天麻 ©富爾特數位影像

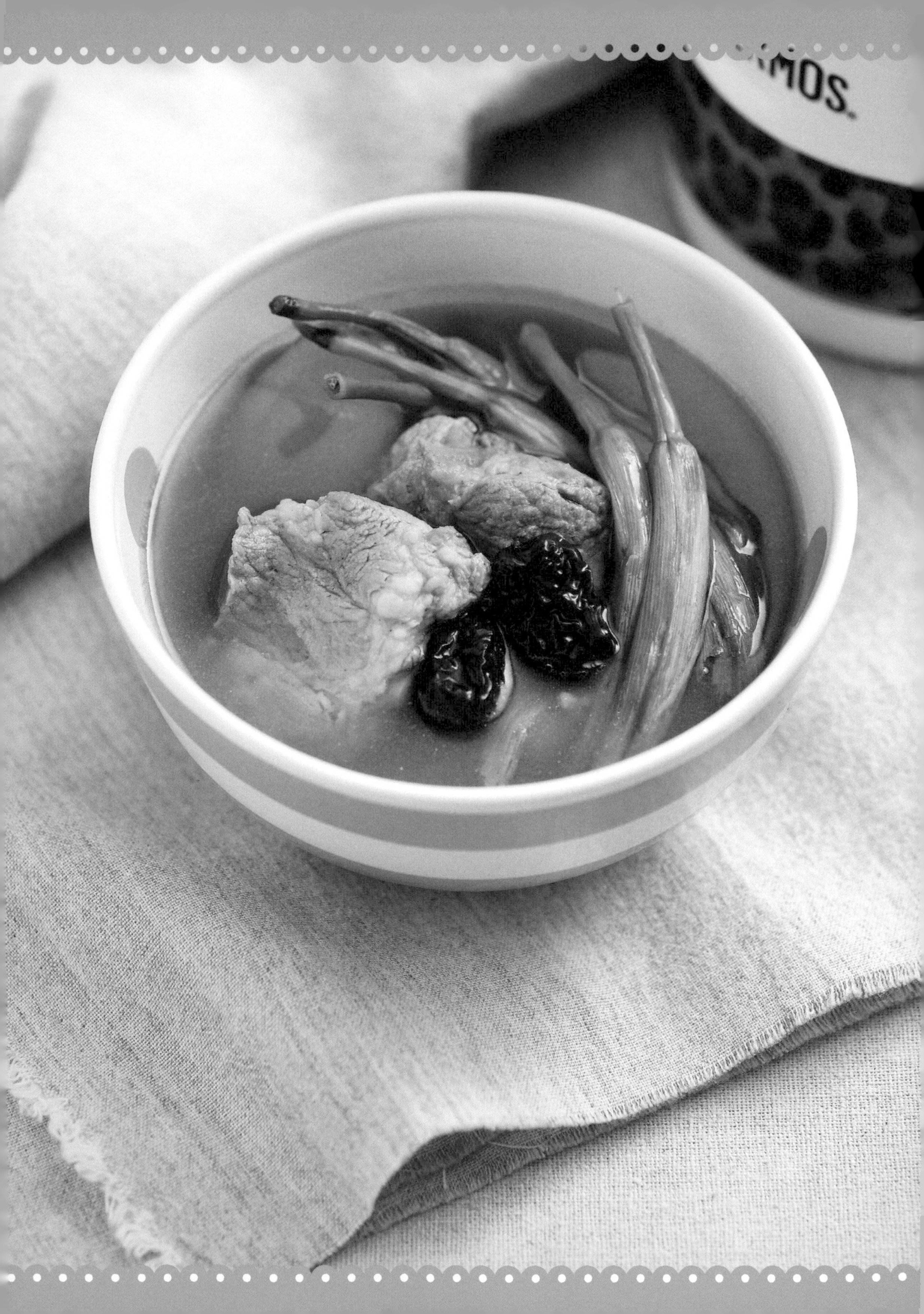

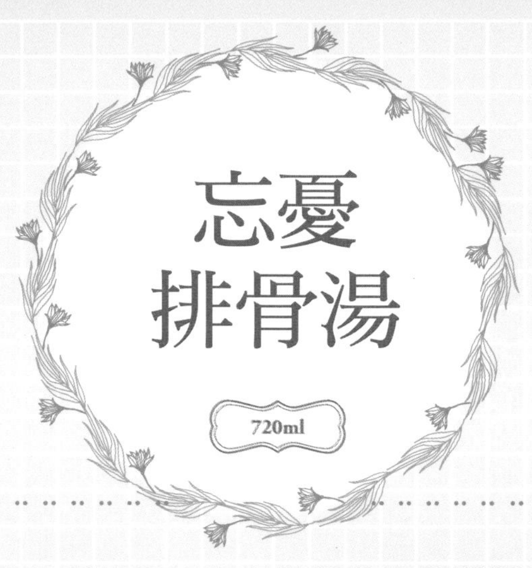

# 忘憂排骨湯

720ml

「忘憂草」就是金針花的別名，可清熱，柔和肝氣，
具安神食療之效，加上富含鐵質的紅棗，做成排骨湯，
可安撫女性生理期間煩躁的情緒，同時補充流失的營養。

## 材料

乾金針兩錢、排骨150公克、紅棗五顆、薑片兩片、鹽巴少許。

## 做法

1. 藥材及食材先洗淨，乾燥金針花泡水半小時至軟化，排骨切小丁後汆燙，備用。
2. 將食材及藥材放入燜燒罐，注入沸水燜燒一分鐘後瀝乾，再次注入沸水至八分滿後蓋上蓋子，上下搖晃均勻後靜置燜燒兩小時，加鹽調味即可食用。

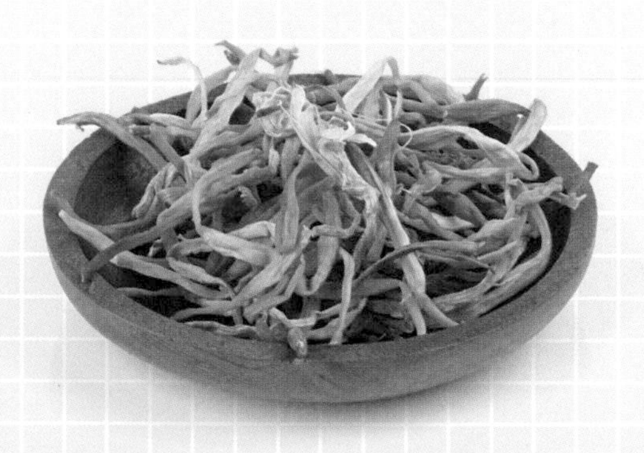

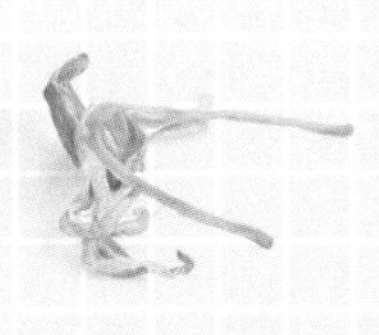

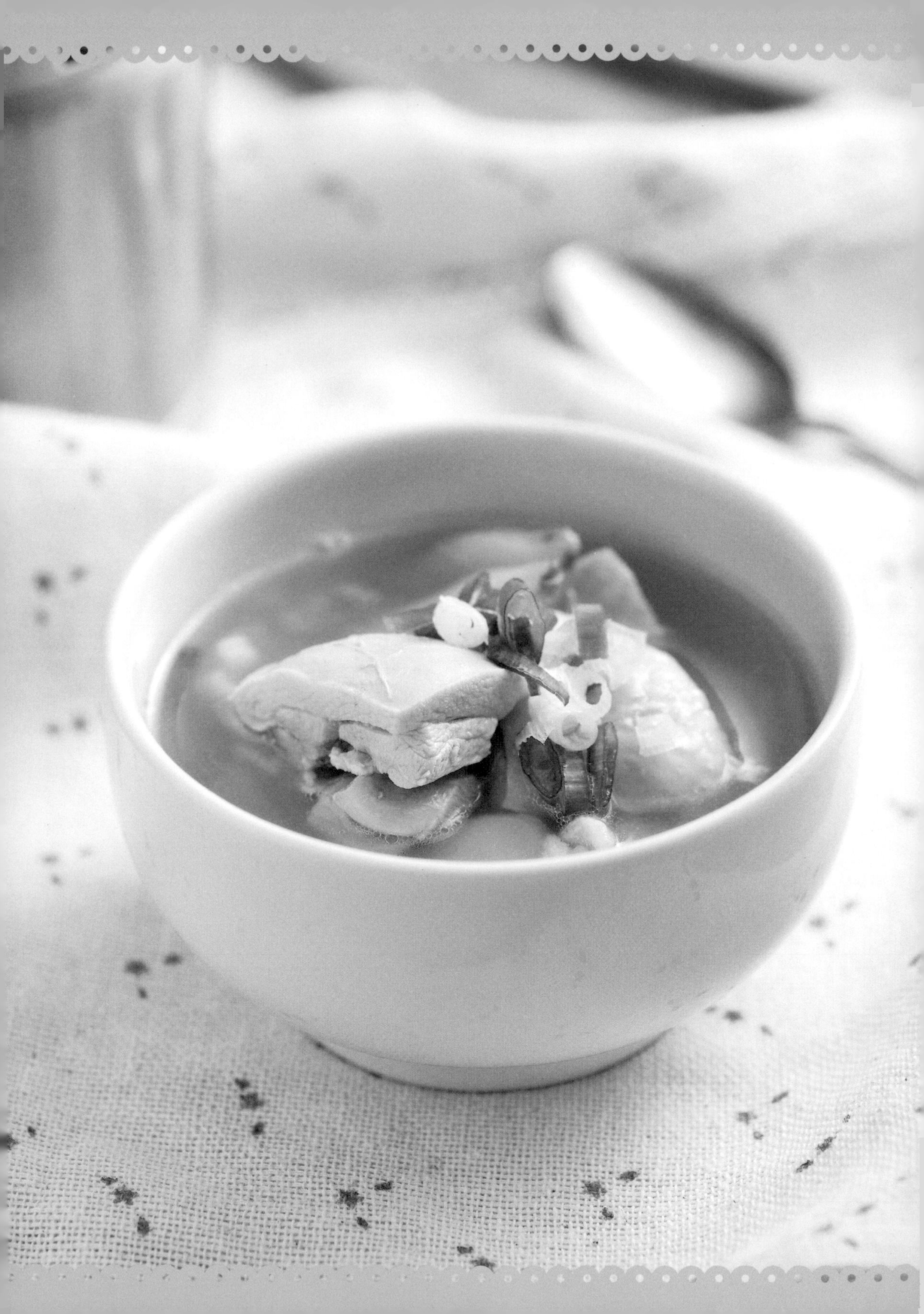

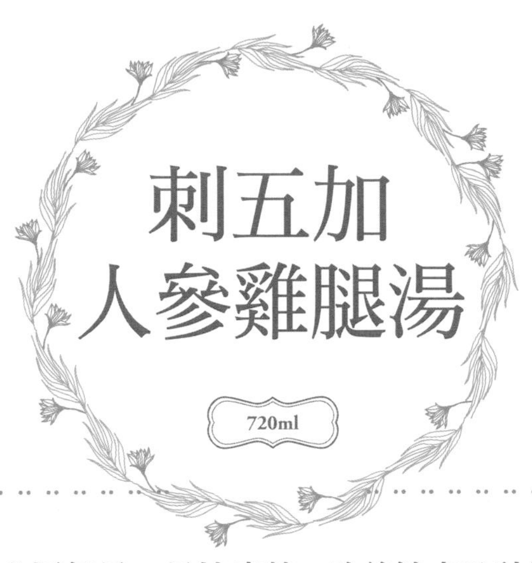

# 刺五加人參雞腿湯

720ml

刺五加可提升攝氧量，具抗疲勞、改善健忘及神經衰弱之效，
與人參、雞腿肉同煮，能補氣、強筋骨，
適合運動量不足的上班族或懶人族食用，可調理身體機能。

## 材料

雞腿肉150公克、刺五加一錢、人參兩錢、紅棗五顆、薑片兩片、米酒一大匙、鹽及蔥花少許。

TIPS

刺五加有刺，放入濾紙袋再做烹調，以方便食用。

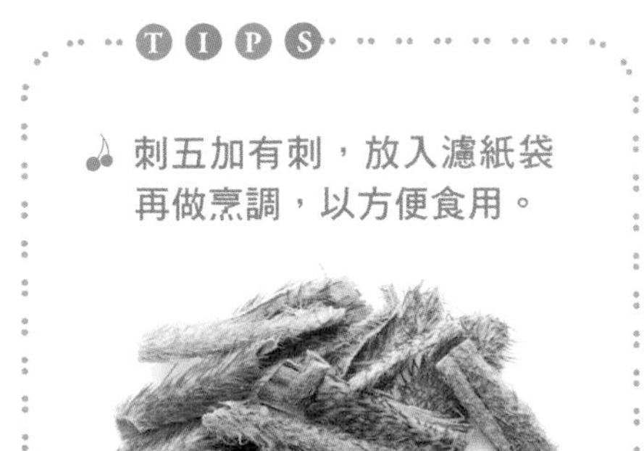

©富爾特數位影像

## 做法

1. 將刺五加、人參及紅棗洗淨後以濾紙袋裝好，雞腿肉洗淨切小塊後汆燙，備用。
2. 接著將濾紙袋及食材放入燜燒罐，注入沸水燜燒一分鐘後瀝乾，再次注入沸水至八分滿，然後放入薑片、米酒，充分攪拌後燜煮三小時即可食用，食用前加入鹽調味，撒上蔥花即可。

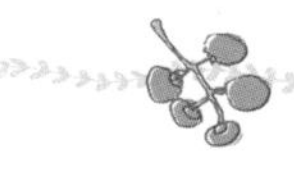

# 吃出美麗好氣色

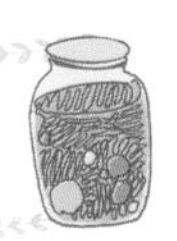

臉面是臟腑的鏡子，面部有許多經絡通過，在特定部位如果有暗沉、斑點、凹陷或是長了痘痘，都是身體的警訊，顯示對照的臟腑機能可能已經失衡。

想要皮膚漂亮，一定要經絡暢通，只有氣血通達，陰陽平衡，皮膚的油水代謝才會順暢，讓角質能以規律的二十八天週期代謝，才不會形成堆積暗沉的老化現象；此外，如果營養足夠，膠原蛋白就不易流失，由內而外呈現的美麗就是這樣來的。

想要有滋潤明亮的美肌，就要掌握滋陰和養血兩大方向。滋陰是滋養身體的陰液，主要在補充膠原蛋白，包括麥冬、玉竹、銀耳、雪梨等帶有黏多醣體的食物藥材，都可以幫助滋養陰液。

養血就是培養血氣，如果想要氣血紅潤、擁有蘋果肌，一掃萎黃暗沉的狀態，就要養好脾胃。蘋果肌的所在位置正是胃經通過之處，所以脾胃一定要夠健康，氣色才會好。顧脾胃最重要的就是早餐一定要吃，長時間不吃早餐的人，往往容易臉色萎黃、乾癟。

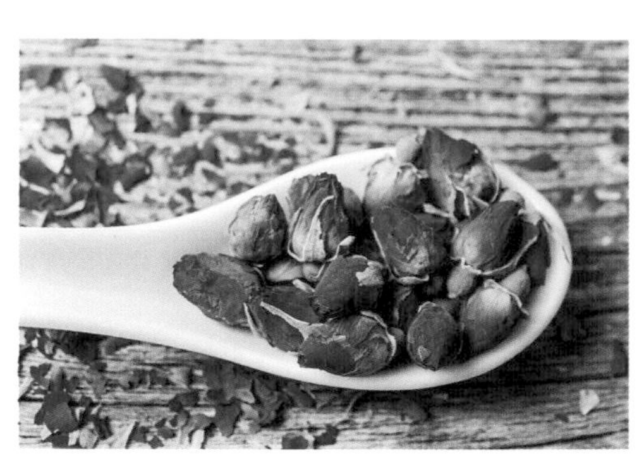

玫瑰是花中之后，除了可以平衡女性荷爾蒙，還能避免色素沉澱。

另一個影響皮膚代謝的因素，就是女性荷爾蒙，透過疏肝理氣，調整生理週期，可以幫助平衡女性荷爾蒙。黃精、何首烏，都是益肝腎的藥材，至於可以幫助平衡荷爾蒙、調整生理週期的藥材包括：紅棗、玫瑰花、山藥等。玫瑰是花中之后，除了可以平衡女性荷爾蒙，還能避免色素沉澱，同時使用玫瑰和丹參，還有活血作用，可以促進面部循環，防止廢物堆積。

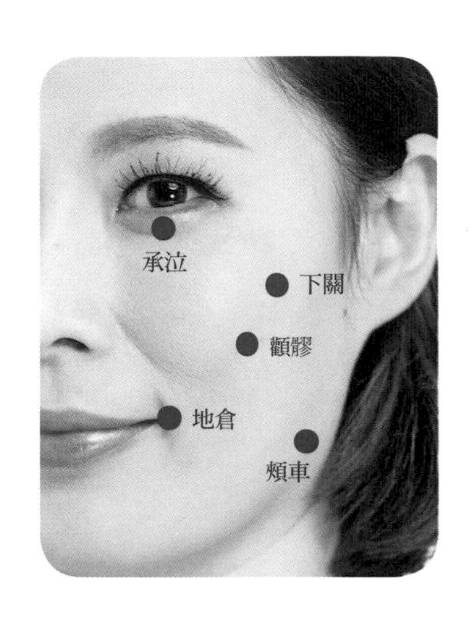


除了食療外，要有好氣色，還可以做臉部的經絡穴道按摩，幫助養分有效率的輸送到局部，加強局部效果，可以幫助臉部循環，使臉色紅潤。每天可以自行以手指頭在下關、顴髎、承泣、頰車、地倉等穴道按壓揉捏，每回二十次，一天一到兩回即可。按壓的力道只要感覺有點微痠微脹就好，千萬不宜過分用力。

最惱人的出油、發炎、痘瘡，對治之道在於抑止皮脂腺過度分泌，可用清熱消炎的金銀花或是排膿散結的薏仁。薏仁對於皮膚的小疔瘡、痘痘或是疣都有軟化散解的效果，還兼具美白利水之效，但體質虛寒的人不宜多吃，孕婦更是絕對禁食薏仁。

一般來說，一星期吃兩到三次就夠，而且最好搭配其他藥性的食材一起吃，如熬煮冬瓜薏仁湯時務必加薑一起煮，讓薑的熱性去平衡冬瓜和薏仁的寒涼。

若想要進一步美白，可選擇名稱中含有白字的藥材，如：白芨、白芷，或是本身就是白色的藥材，如茯苓等，都有美白效果。熬夜或因吃得太鹹導致的臉部水腫，都可吃薏仁、茯苓來利水消腫。

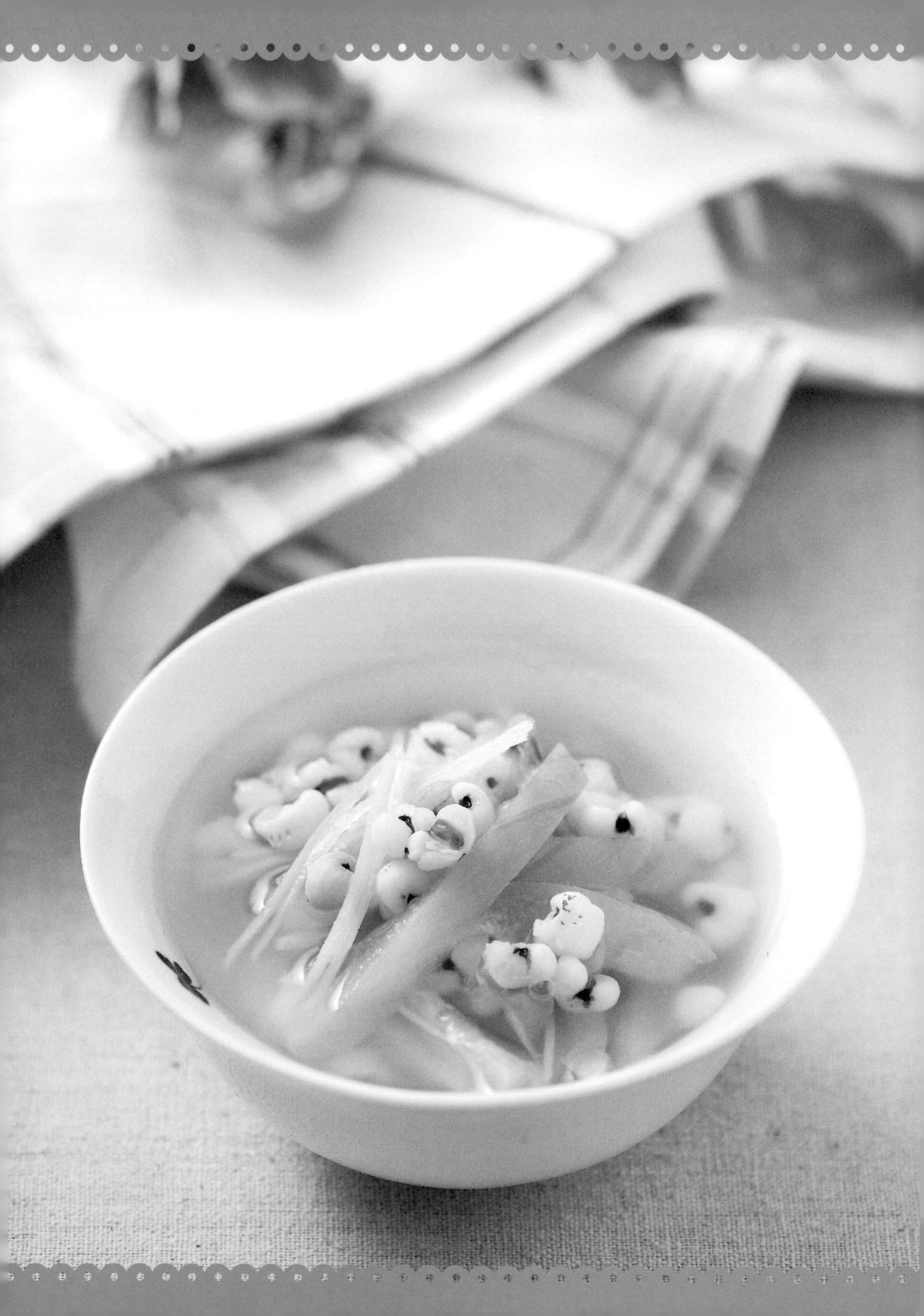

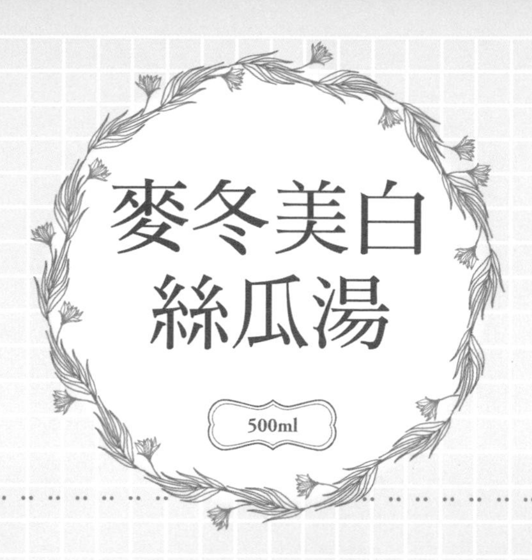

# 麥冬美白絲瓜湯

500ml

薏仁、茯苓色白入肺，有利水、美白功效。
絲瓜通絡，性屬甘涼，夏季食用可幫助清熱消暑、
豐富的維生素有去斑、潤白的功效，
此湯常飲可改善膚色黯沉及淡化斑點。

## 材料

絲瓜100公克、麥門冬兩錢、乾薏仁兩錢、茯苓兩錢、薑絲少許。

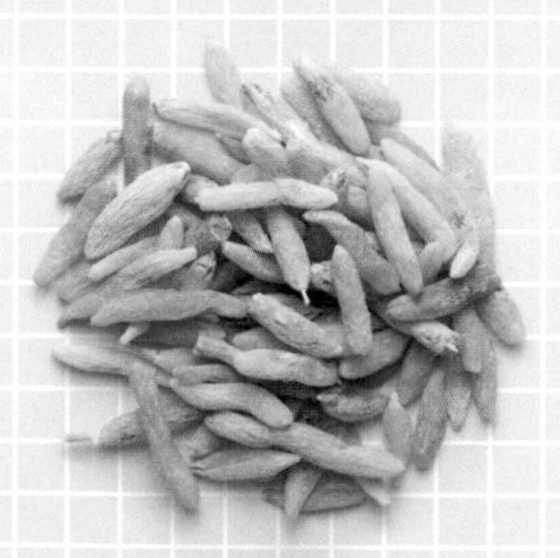

麥門冬 ©富爾特數位影像

## 做法

1.絲瓜洗淨後削皮切成長條狀；薏仁預先泡水一小時軟化。
2.藥材放入燜燒罐中倒入熱水，一分鐘後瀝乾。將絲瓜和薑絲一起放入罐，注入沸水至八分滿後，攪拌均勻後蓋緊燜燒罐，四十分鐘後即可食用。
3.食用前加入鹽巴調味。

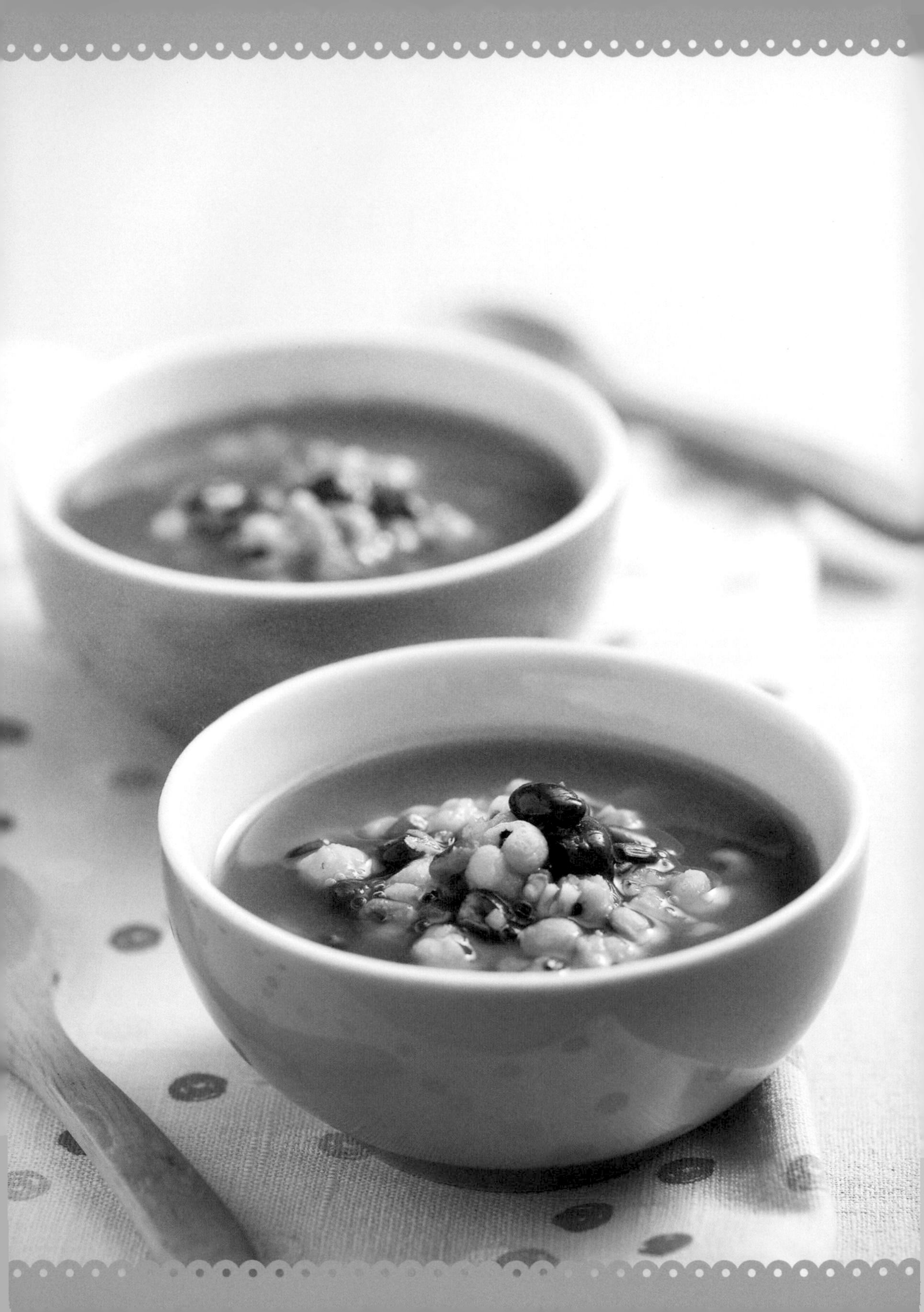

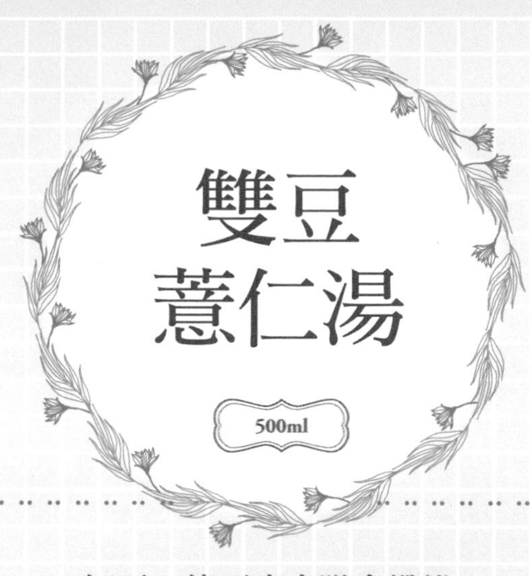

# 雙豆薏仁湯

500ml

紅豆、綠豆富含膳食纖維，
薏仁有美白利水之效，搭配起來清涼又降火。

## 材料

紅豆20公克、綠豆20公克、薏仁20公克、冰糖適量。

## 做法

1. 紅豆、綠豆、薏仁預先泡水一晚，洗淨後瀝乾。
2. 將食材加入燜燒罐中，倒入沸水至淹過食材，燜燒一分鐘後瀝乾，然後燜燒三小時，食用前放入冰糖，待攪拌均勻後即可食用。

## TIPS

- 可依個人身體需求及喜好添加不同材料。
- 加入牛奶有美膚功效，或以有排毒淡斑作用的甘蔗汁取代冰糖。
- 體質虛寒的人不宜多吃，孕婦更是絕對禁食薏仁。

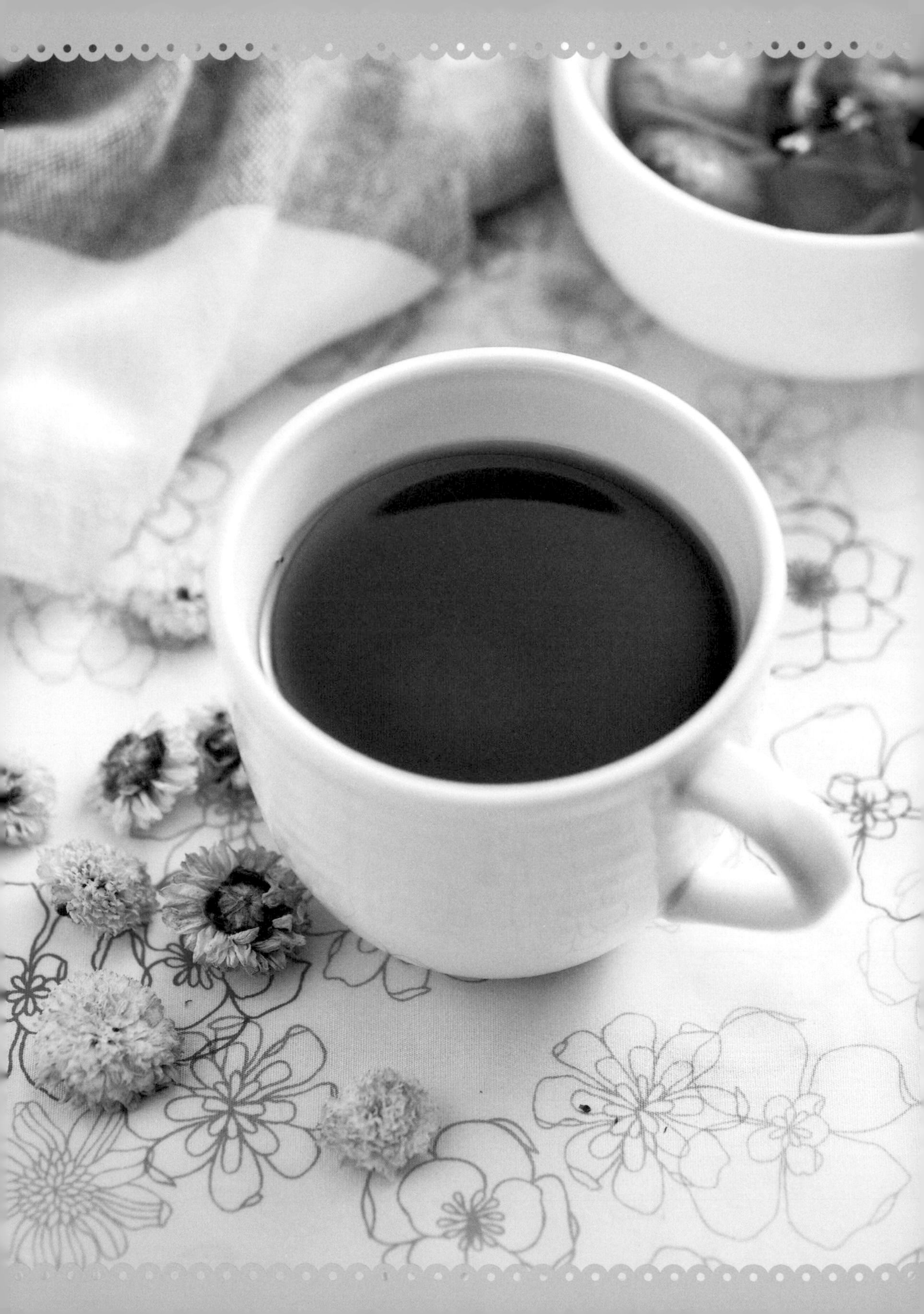

# 雙花消炎茶

500ml

蒲公英解毒、消癰散結，加上金銀花和菊花清熱，
適合膿包痘瘡者飲用，也可改善面部常泛紅過敏體質。

## 材料

金銀花0.5錢、菊花一錢、蒲公英一錢、冰糖適量。

## 做法

藥材洗淨後全部放入燜燒罐，注入沸水三十秒後瀝乾，再次注入沸水至八分滿，燜燒二十分鐘後加入冰糖，攪拌至均勻溶化即可飲用。

TIPS

- 本茶飲藥性偏涼，建議女性生理期間避免飲用，懷孕婦女飲用前請諮詢專業中醫師。

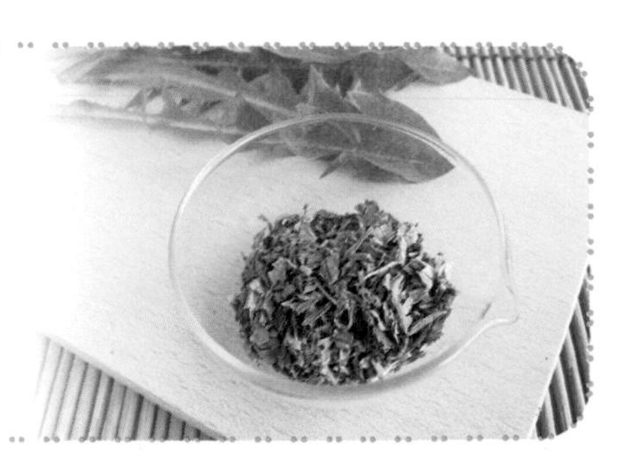

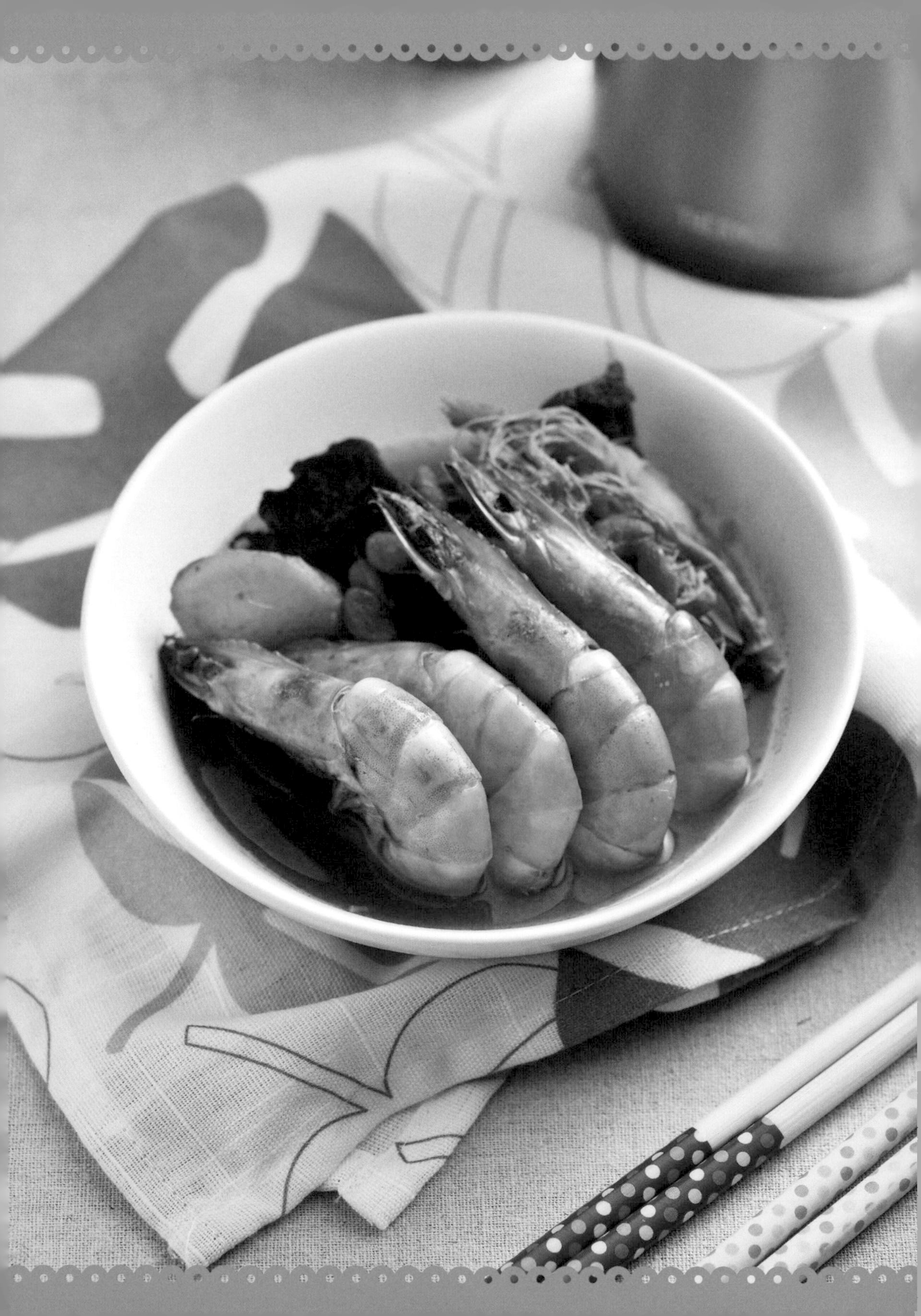

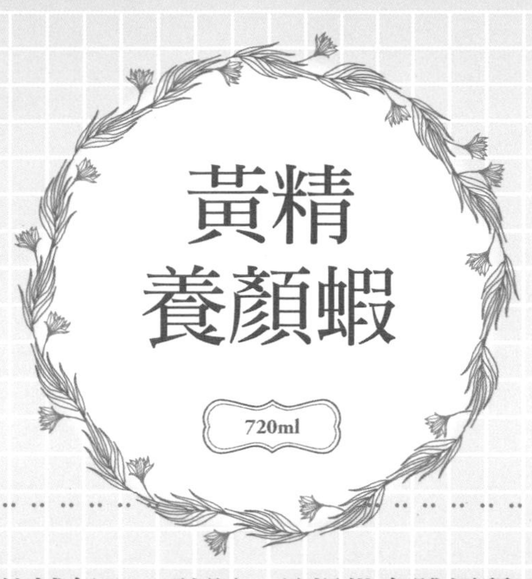

# 黃精養顏蝦

720ml

養顏蝦能補氣血、強肝，並提供身體優質蛋白質，
使用的藥材可兼補氣血與肝腎，又能促進血液循環，
同時具抗老防皺之效。

## 材料

蝦八隻、桂枝一錢、參鬚一錢、當歸一片、枸杞兩錢、黃精兩錢、米酒一匙、薑兩片、鹽巴少許。

## 做法

1.活蝦先去鬚、去腸泥後，洗淨。
2.藥材洗淨後放入罐中，倒入沸水燜煮三分鐘，倒出熱水。
3.接著加入蝦子、薑片、調味料，注入沸水至八分滿燜煮二十分鐘後即可食用。

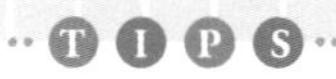

TIPS

- 多餘的藥湯汁可用來拌飯或拌麵。

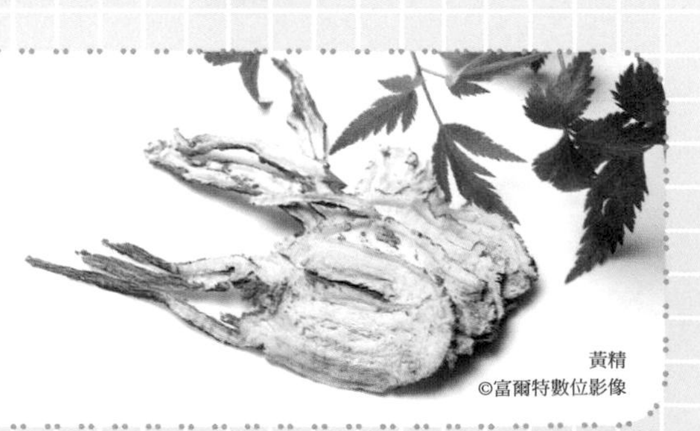

黃精
©富爾特數位影像

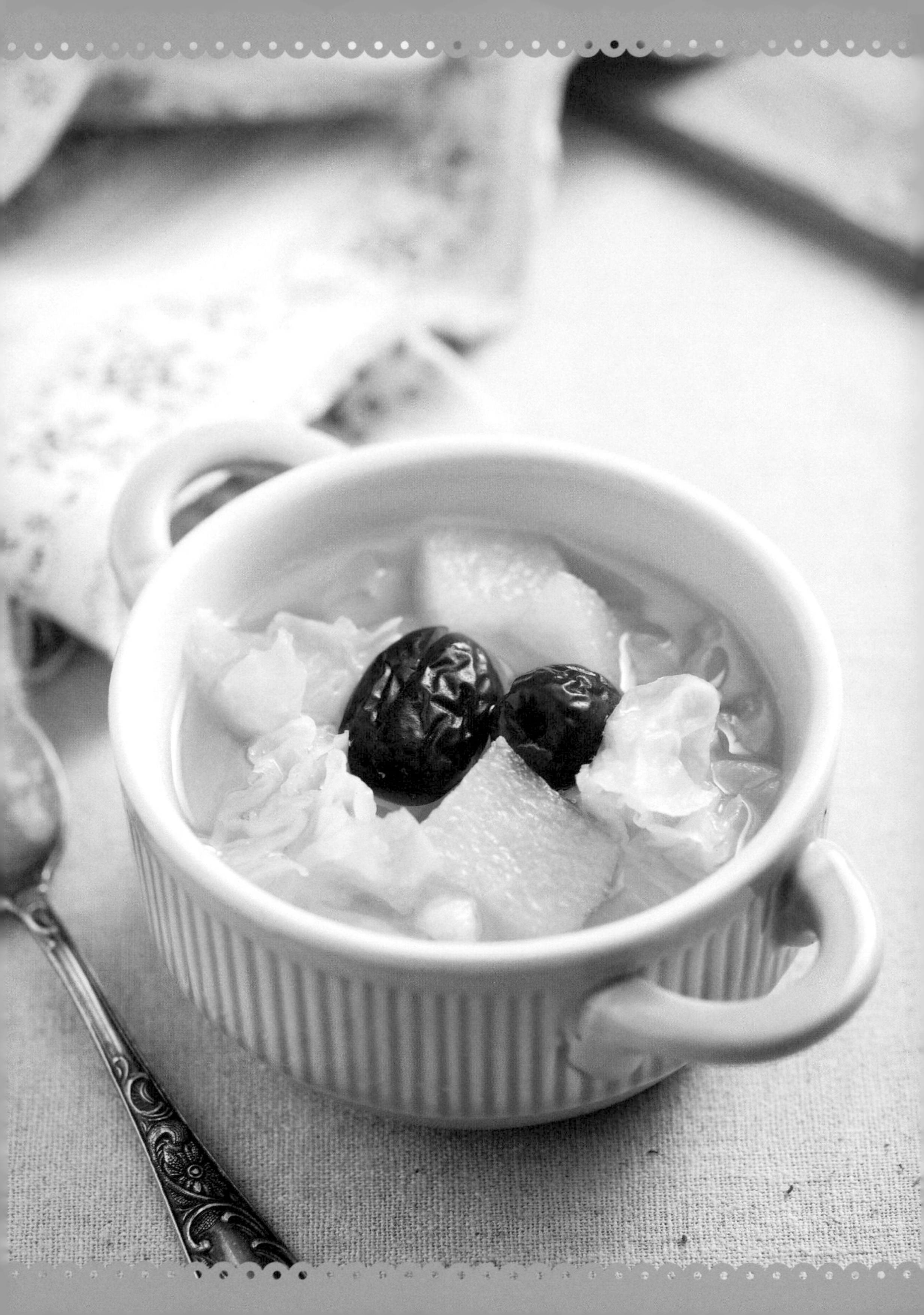

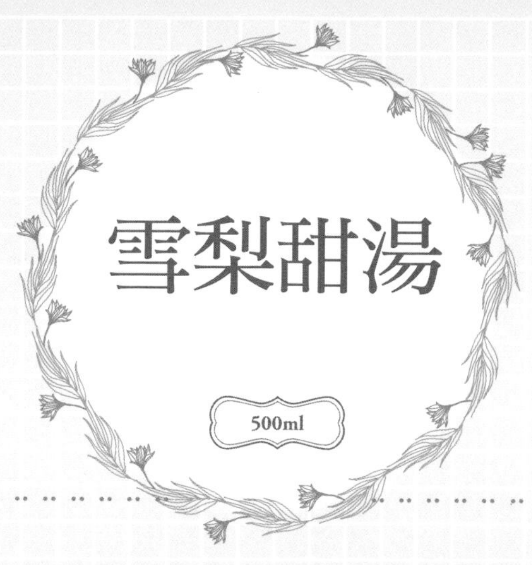

# 雪梨甜湯

500ml

梨子涼潤，白木耳滋陰，此湯加入紅棗不寒不燥，
適合季節交替時節皮膚乾燥脫皮、咽乾口燥、長期保養用。

## 材料

小顆雪梨半顆、乾白木耳2公克、
去籽紅棗五顆、冰糖適量。

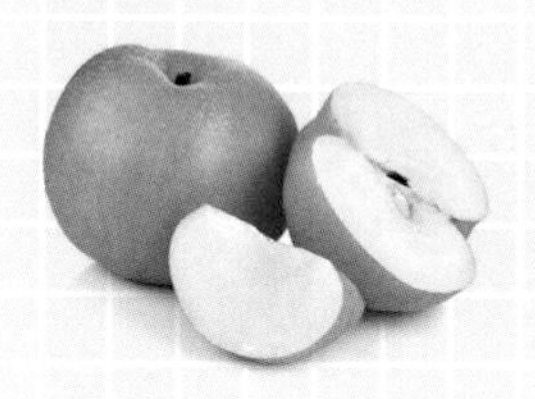

## 做法

1.藥材洗淨、雪梨切小丁、白木耳先泡發，紅棗切口，備用。
2.將所有食材放入燜燒罐中，注入沸水預熱一分鐘後瀝乾，再次注入沸水至八分滿，攪拌均勻後燜煮一小時，食用前加入冰糖調味，待冰糖溶化後即可食用。

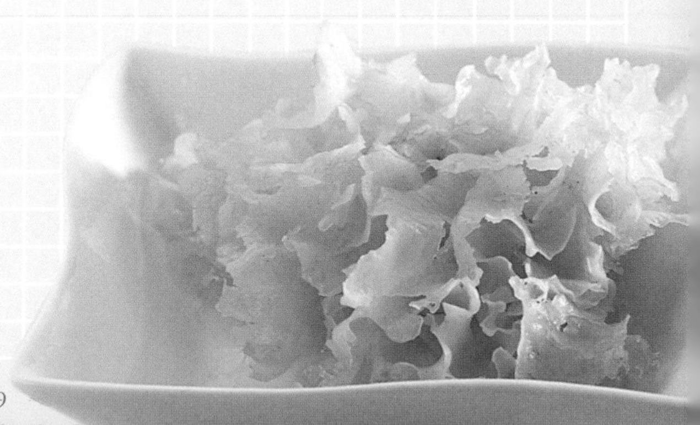

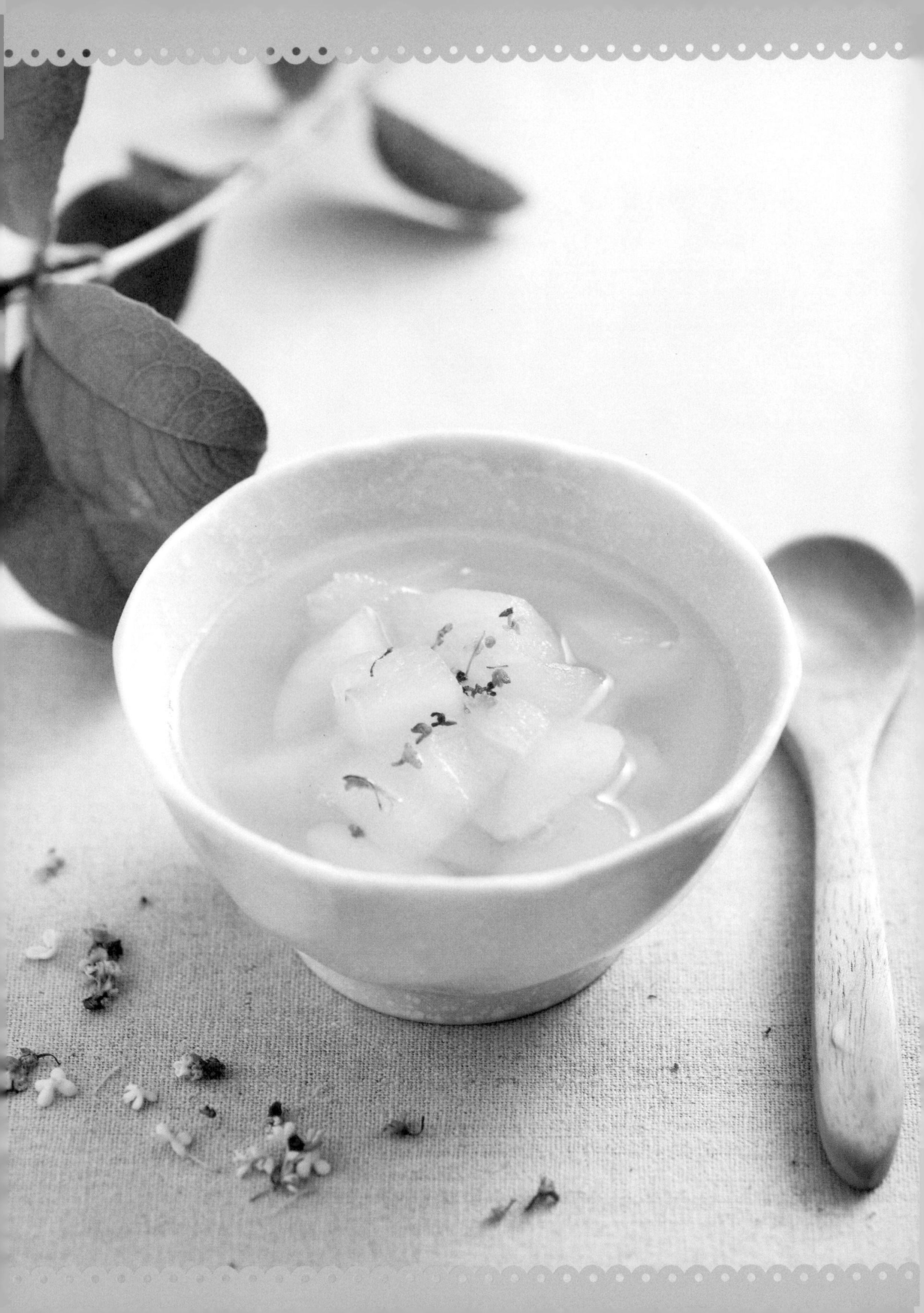

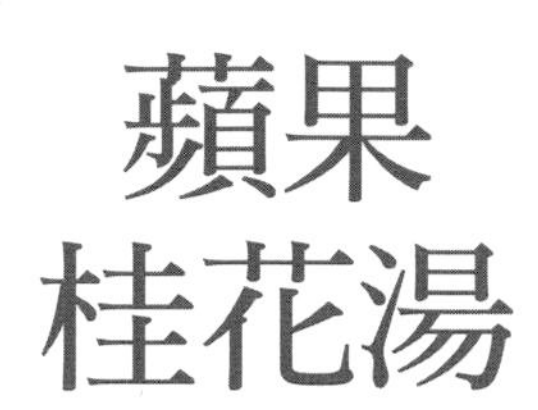

# 蘋果桂花湯

500ml

蘋果含豐富微量元素，可使皮膚細膩有光澤。
桂花可溫胃，具有抗氧化物質，可抑制黑色素形成。
此甜點氣味芳香，可安定神經、滋潤皮膚。

## 材料

蘋果半顆、桂花醬及蜂蜜各一大匙。

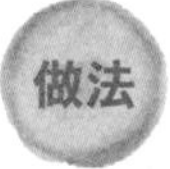

## 做法

1.蘋果去皮、洗淨、切小丁。
2.燜燒罐預熱後倒掉熱水，放入蘋果，加桂花醬及蜂蜜，
注入沸水至八分滿，攪拌均勻後燜燒半小時即可食用。

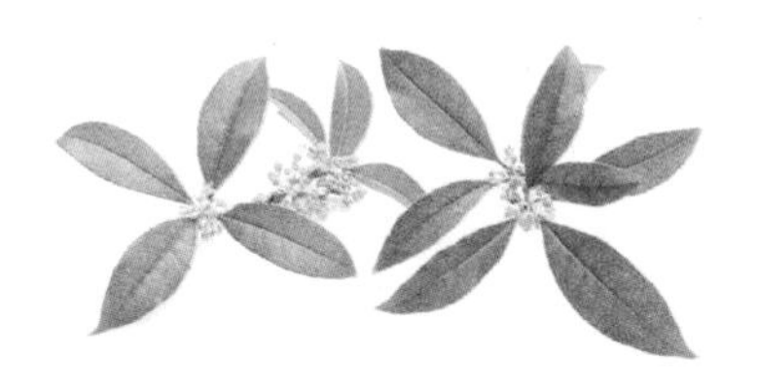

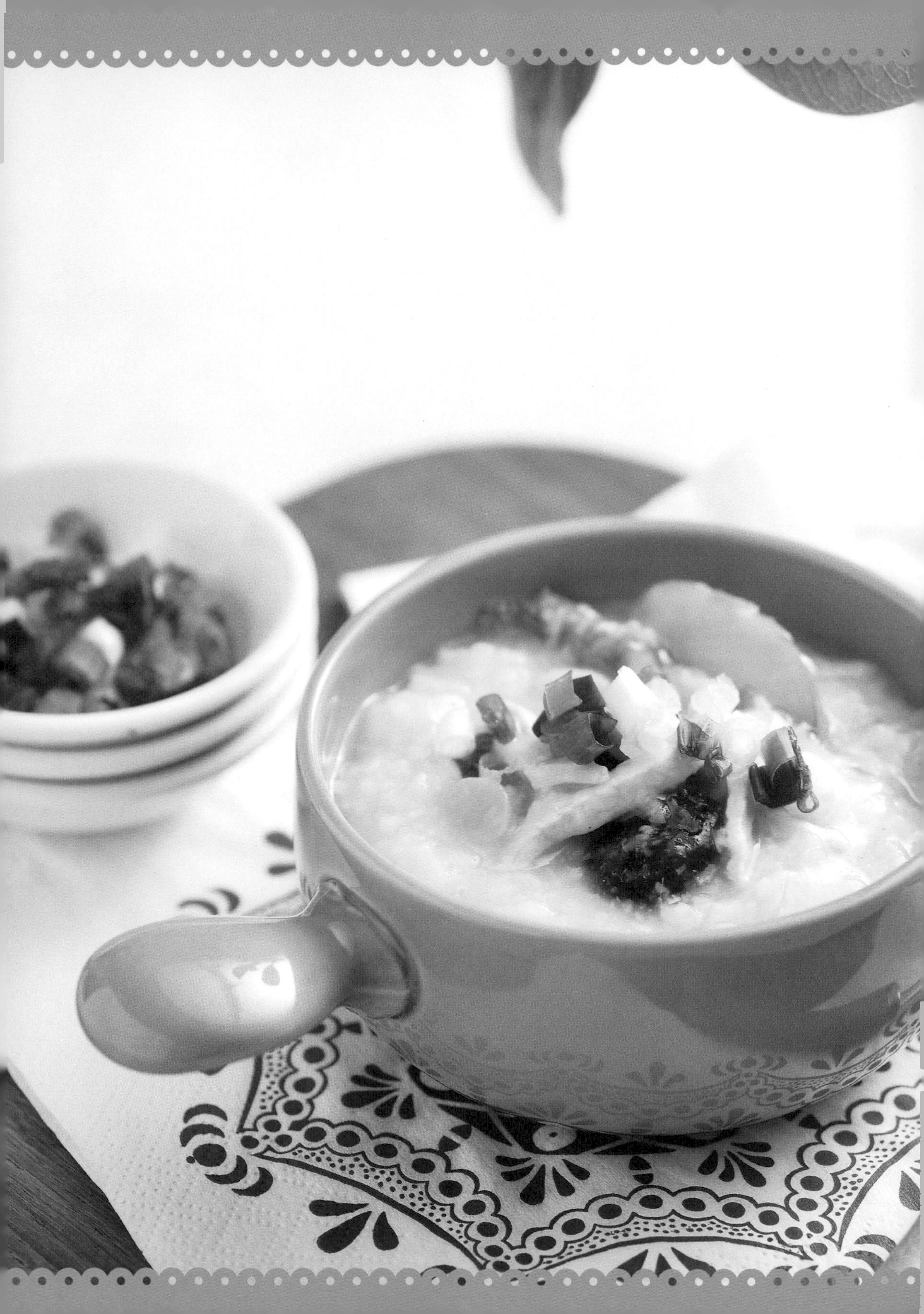

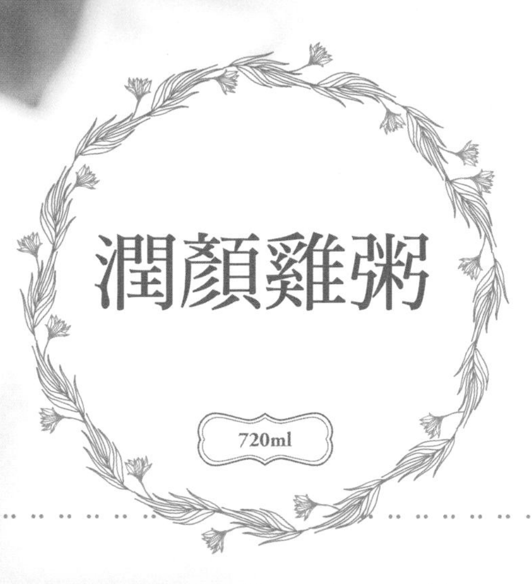

# 潤顏雞粥

720ml

白米、雞肉甘溫補脾，桃仁活血，當歸紅棗補血，
可常保紅潤好氣色，是加班時理想的營養補品。

## 材料

雞肉150公克、當歸一片、紅棗五顆、桃仁一錢、白米1/3杯、高湯適量、薑片兩片、蔥花及鹽巴少許。

## 做法

1. 雞肉切絲汆燙，備用。
2. 藥材、白米及薑片洗淨後放入燜燒罐，攪拌均勻後倒入熱水預熱一分鐘後瀝乾，放入雞肉及加熱至滾沸的高湯，然後拴緊蓋子上下搖晃，靜置燜燒三小時，食用前加入鹽巴、撒上蔥花即可。

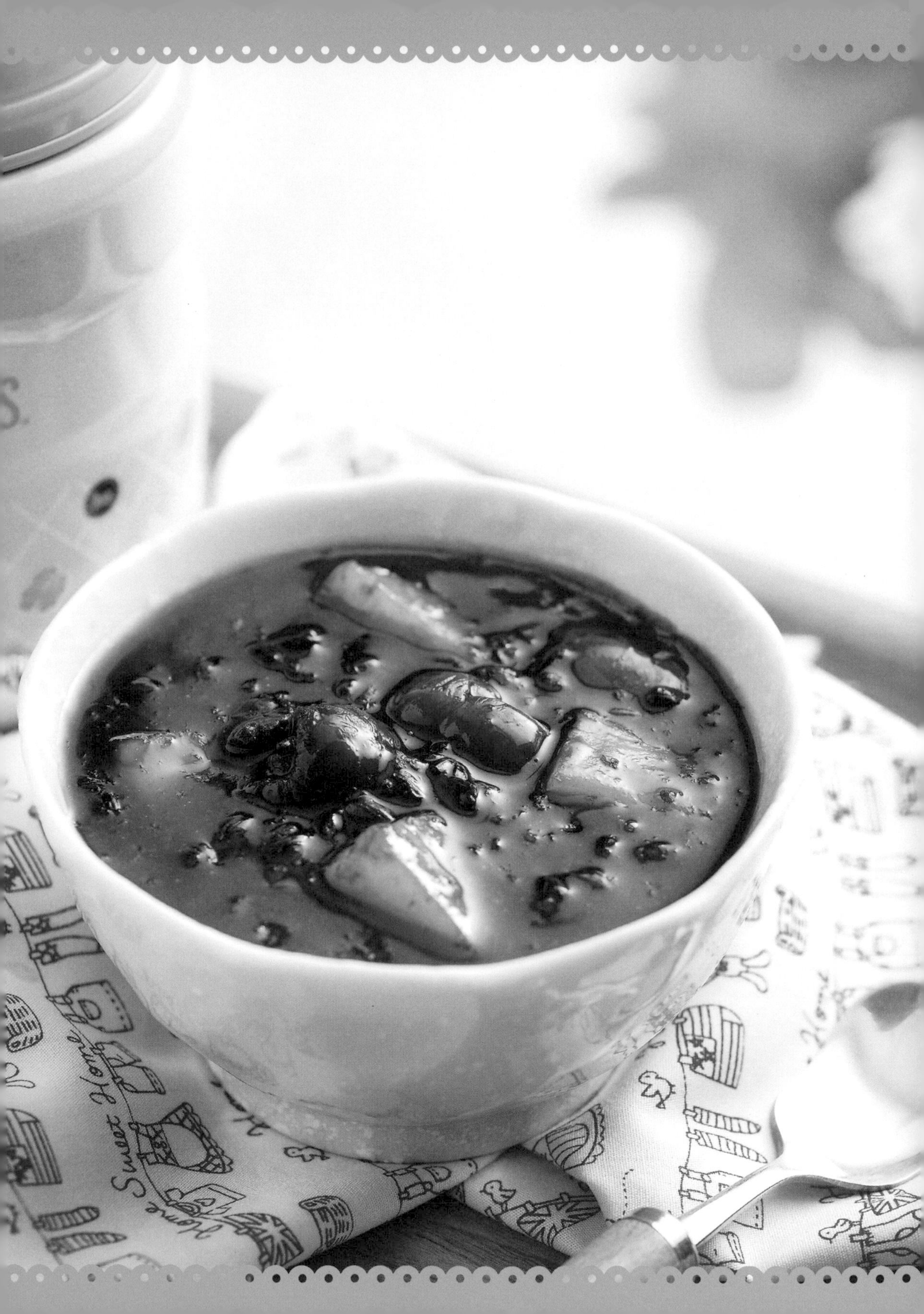
Sweet Home
Home

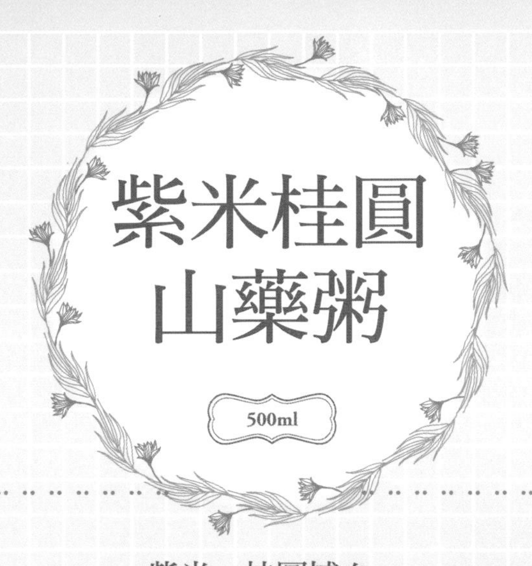

# 紫米桂圓山藥粥

500ml

紫米、桂圓補血。
山藥健脾，適合胃口不佳、面色蒼白、皮膚乾澀的族群。
忙碌時，可當代餐食用。

## 材料

紫米1/3杯、鮮山藥50公克、桂圓肉三錢、黑糖適量。

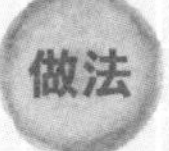

## 做法

1. 紫米泡水一晚軟化。
2. 山藥削皮洗淨切小丁。
3. 將所有食材放入燜燒罐中，注入沸水預熱一分鐘，瀝乾後再注入煮沸高湯至八分滿，燜煮四小時。加入黑糖攪拌均勻即可食用。

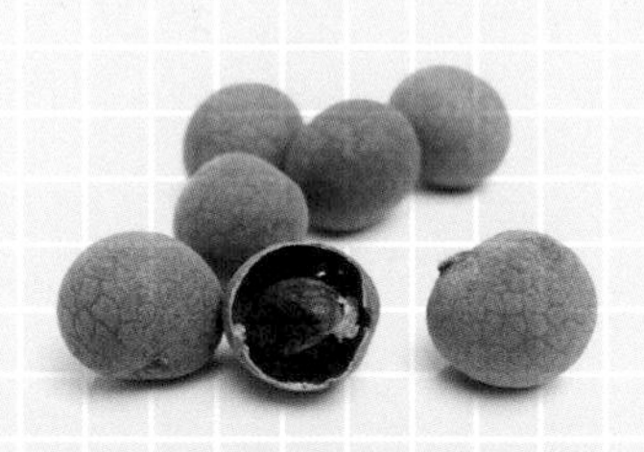

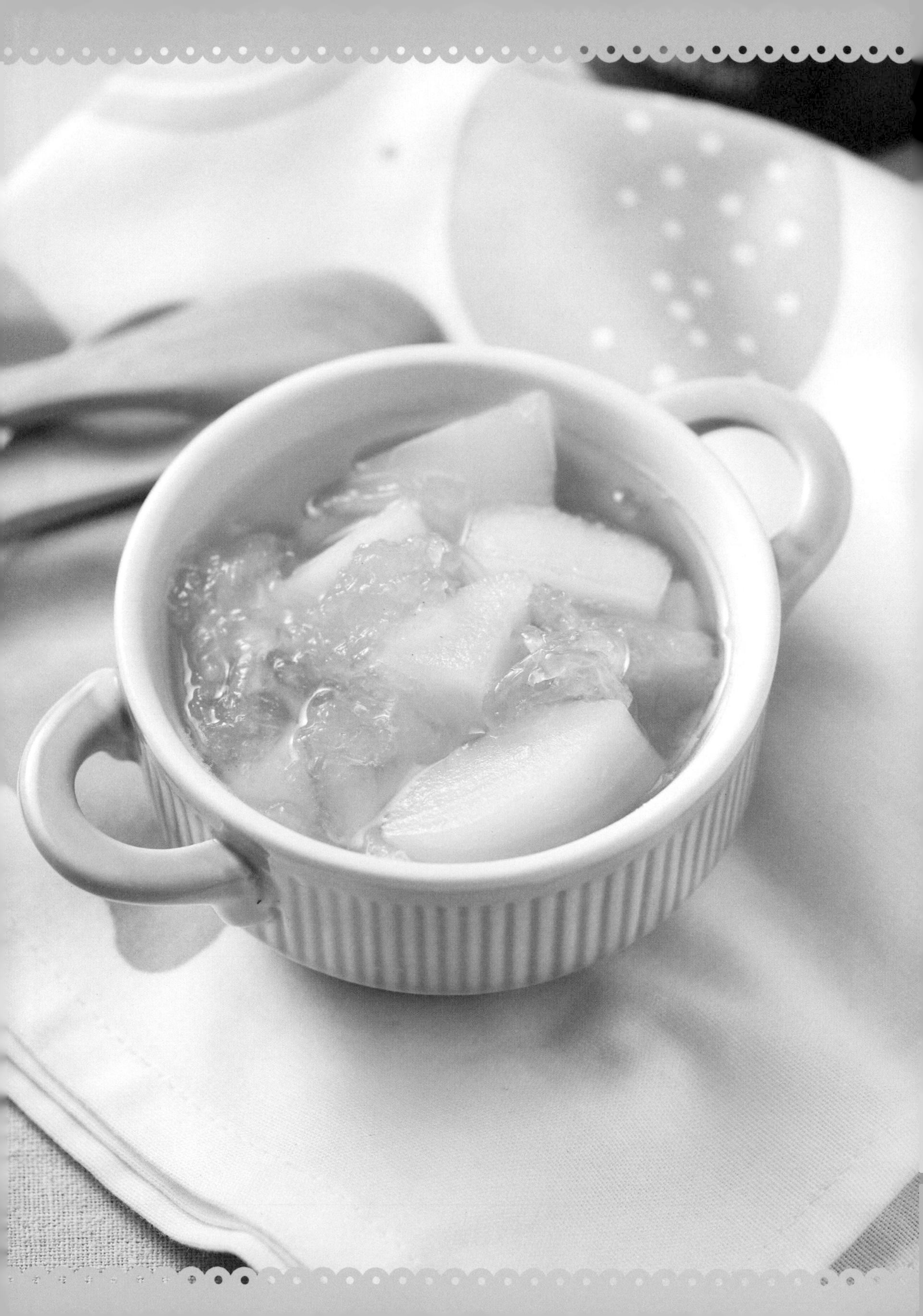

# 蘋果木瓜燉燕窩

500ml

此湯品潤膚清肺，燕窩富含多種氨基酸及表皮生長因子（EGF），
可幫助受損皮膚快速修復，促進癒合；
蜂蜜能啟動皮膚細胞，幫助細緻皮膚，避免老化，滋養全身肌膚。

## 材料

蘋果50公克、青木瓜50公克、燕窩一盞、蜂蜜一大匙。

## 做法

1. 水果洗淨後，削皮、去籽、切小丁，燕窩事先泡發。
2. 將全部食材放入罐中，注入沸水預熱，三十秒後瀝乾，再次注入沸水，燜煮一小時後放入蜂蜜攪拌均勻即可食用。

## TIPS

- 若泡發燕窩不易，可用市售的燕窩即食罐取代。
- 亦可加入雪蛤（市售罐裝成品）補充荷爾蒙養顏。

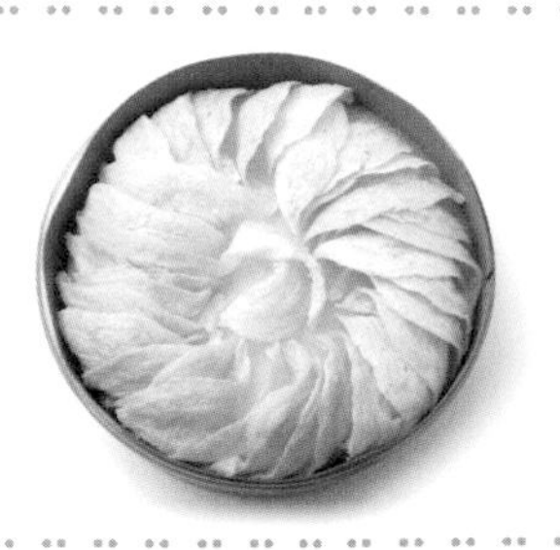

燕窩 ©富爾特數位影像

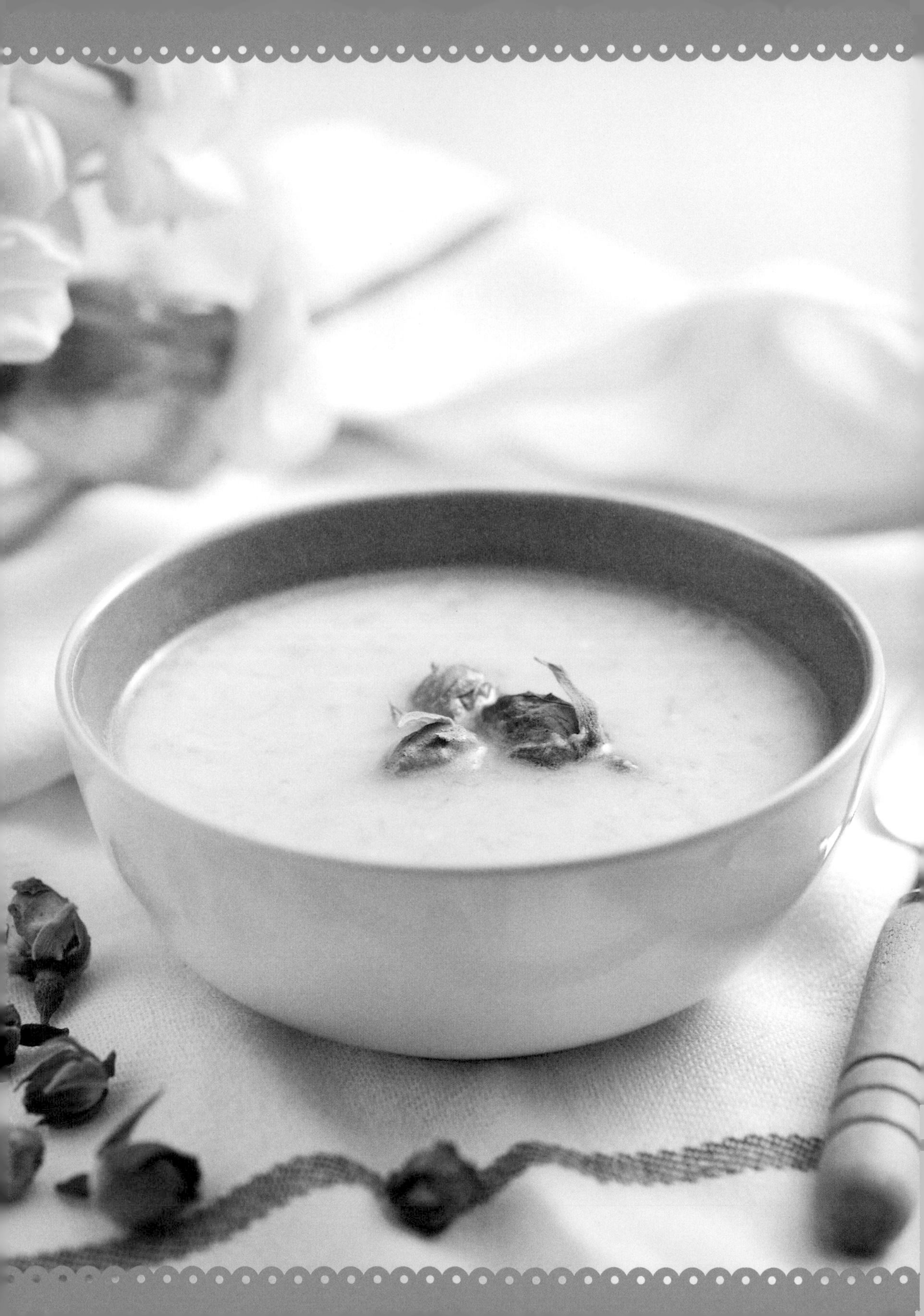

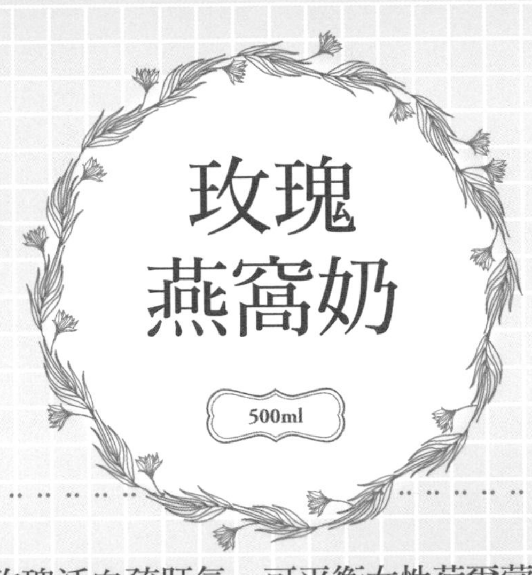


玫瑰活血疏肝氣，可平衡女性荷爾蒙；
甜杏仁又稱南杏仁，富含其他堅果類十倍以上的維生素E。
此道飲品長期飲用可美白滋潤肌膚、淡化斑點，
且玫瑰芬芳，杏仁香甜，
是兼具味覺與視覺雙重享受的美容飲品。

## 材料

乾燥玫瑰花八朵、燕窩一盞、甜杏仁奶粉60公克、細冰糖適量。

## TIPS

- 懷孕婦女及女性生理期間不宜飲用。
- 玫瑰具揮發性且不耐久燜，須於最後再放入罐中。

## 做法

燕窩事先泡發絞碎，放入燜燒罐，再加入杏仁奶粉後，注入沸水至八分滿，蓋上罐蓋上下搖勻後燜煮半小時，開蓋放入玫瑰花和冰糖，攪拌均勻後再燜十分鐘即可飲用。

## 電眼美人養成

眼睛四周的皮膚非常薄，平均僅有0.07公分左右，由於眼部肌肉的運動頻率很高，所以眼周的彈性纖維膠原蛋白很容易受損，然而眼睛周圍又缺乏皮脂腺及汗腺滋潤，所以很容易乾燥，長出皺紋。一旦彈性纖維失去彈力，就容易產生眼袋。

眼袋的形成通常有兩個原因，一是天生眼眶內脂肪較多，使得眼睛凸出，這可能需要透過手術來改善。另一個導致眼袋的原因，則是因為年紀漸長，眼球周圍懸吊韌帶鬆弛，加上肌肉彈性疲乏，致使脂肪往前往下凸出，而生成下垂型眼袋。

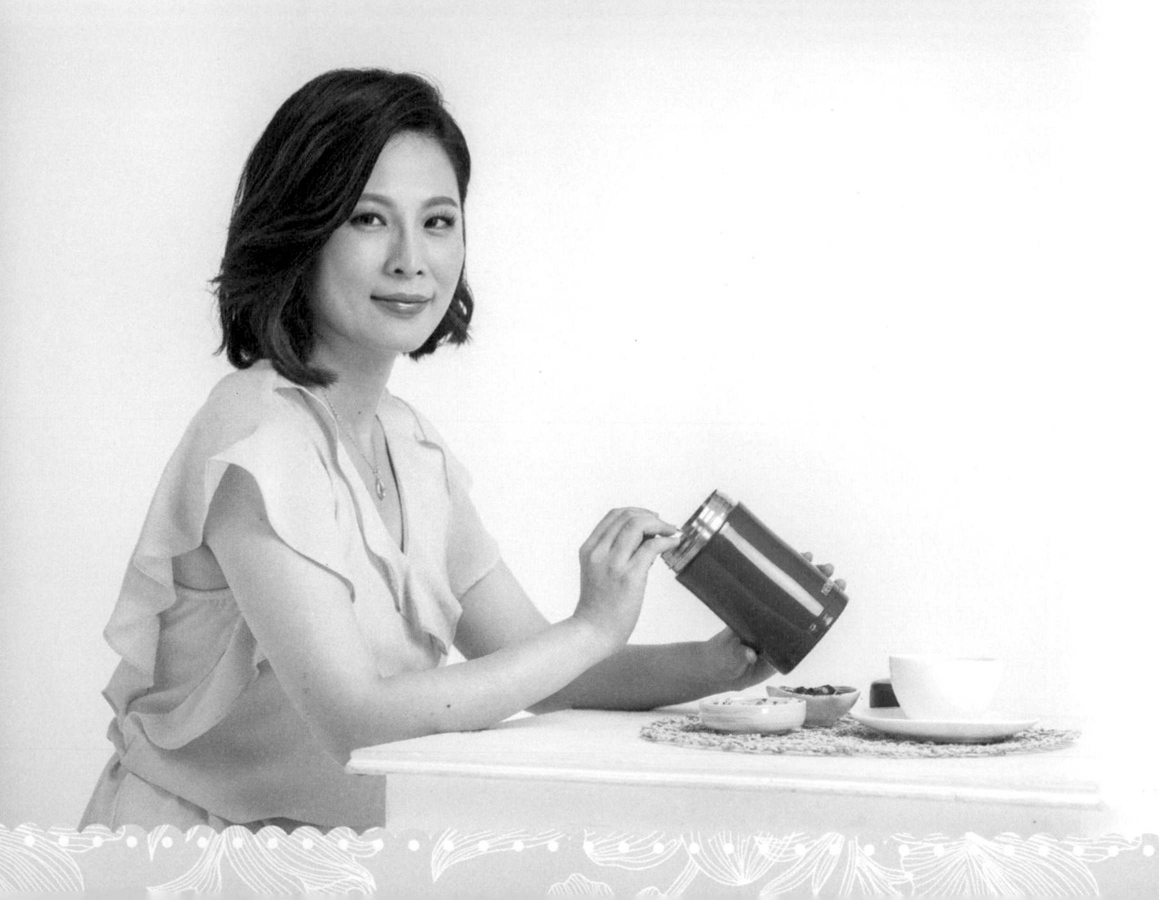

如果年輕人有眼袋問題，可能是因為習慣熬夜或長時間使用3C產品所造成的，另外有時候如果卸妝方式不當，也可能導致眼袋提早出現。

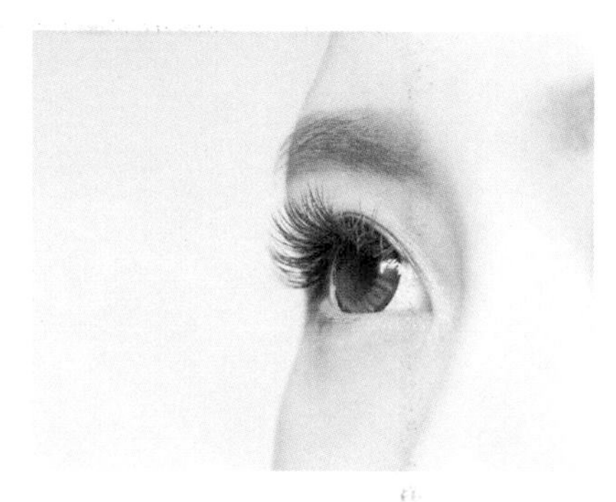

然而眼睛周圍又缺乏皮脂腺及汗腺滋潤，所以很容易乾燥，長出皺紋。一旦彈性纖維失去彈力，就容易產生眼袋。

從中醫的觀點來看，眼袋的問題和脾胃系統虛弱及腎虛有關，同時，眼袋位置正好是胃經運行的起始點，一旦經絡運行不暢，眼袋部位就容易有浮腫的水泡眼現象。

脾主運化，主肌肉，掌管一身的水分和脂肪代謝，若脾胃消化不良，氣血虛弱，吃進去的東西無法形成精微物質來營養周邊肌肉，就容易造成皮膚彈性疲乏鬆弛或是眼周血液淋巴的循環下降，導致代謝廢物在局部堆積。一旦年紀增長，水分循環不好，就會產生又是眼袋、又是黑眼圈、又是細紋的老化現象。

脾胃系統好不好除了透過把脈診斷外，也可以觀察舌頭，如果舌苔黃膩肥厚，就表示脾胃的運行不順暢。此外，如果常常消化不良，不是便秘，就是拉肚子或是身體容易水腫，這也都表示脾胃和腎臟的代謝不良。

腎主水，主色黑，如果腎氣虛弱，則身體容易水濕代謝不暢，氣血瘀堵，所以水腫也是導致眼袋的原因之一，腎虛型眼袋不但水腫，而且有色澤灰暗的黑眼圈，這類型的眼袋在老年人或熬夜族身上最為常見。

黑眼圈是另一個常見的眼部問題。有些人的黑眼圈呈淡咖啡

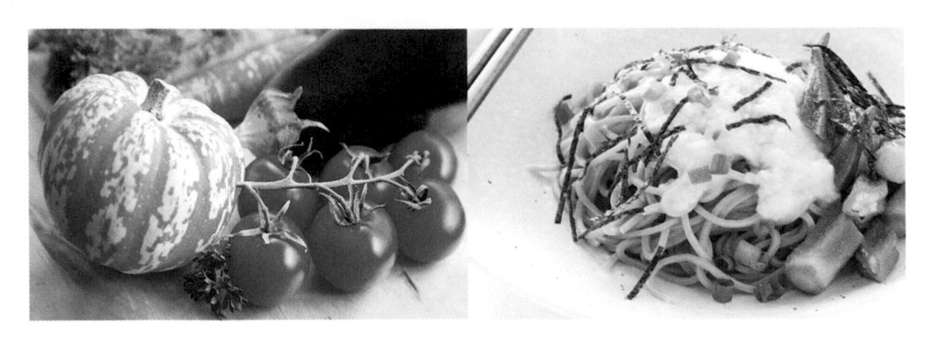

多吃秋葵、山藥或是紅蘿蔔、南瓜、番茄，有助於維持皮膚細胞正常代謝的維他命 A。

色，這種黑眼圈主要是色素沉澱，屬於色素型黑眼圈，這是因為使用不適合的化妝品或卸妝產品，造成眼睛周圍皮膚過敏，甚至導致異位性皮膚炎，使得眼周頻繁的發炎搔癢，過度搓揉而導致色素沉澱，因此除非必要，應盡量避免搓揉眼部。

很多人會透過使用美白產品或傳統染料雷射來消除黑眼圈，但如果不是色素沉澱型的黑眼圈，而是過敏性鼻炎、熬夜、過度使用3C產品，使得面部血液循環變差所導致的黑眼圈，那麼使用美白產品或雷射手術就不容易達到效果。

中老年以後，容易形成肝腎陰虛的體質，一旦腎虛，眼頭部位的皮下組織會流失膠原蛋白，使得眼瞼下方皮下血管變得明顯，眼睛就容易凹陷或長出黑眼圈。肝腎陰虛的人可能有眼乾、舌紅、畏光、頻頻眨眼的問題，一旦用眼太久，還可能出現腰膝痠軟、頭暈耳鳴、睡眠品質不佳、口乾少津等症狀，如果再加上膠原蛋白流失，眼皮下的血管就會更明顯。

如果有眼袋及黑眼圈困擾的話，可用黨參、黃耆、茯苓等物做成茶飲，以健脾利水，補益腎氣。此外，適當補充膠原蛋白，加強纖維組織的彈性活力，多吃黑木耳、白木耳、秋葵、山藥或是豬腳、雞腳等膠質多、口感黏稠的食材，都是不錯的膠原蛋白來源。另外要補充有助於維持皮膚細胞正常代謝的維他命A，黃色及橘色的蔬果，如紅蘿蔔、南瓜、番茄及柑橘類水果，都是理想的選擇。

改善眼睛疲勞的中藥材，多以補肝腎的藥材為主。白菊花味甘苦性微寒，有平肝明目的作用，適合眼睛疲勞、肝火旺盛者；白芍能擴張微血管；白芷可改善過敏性鼻炎，並兼具美白功效；枸杞味甘性平，富含維他命A及胡蘿蔔素，對電腦族的眼睛痠澀疲勞、視力加深問題都有很大幫助；決明子味甘苦性微寒，可清熱，能改善因熬夜、火氣大引起的眼睛腫痛、紅赤多淚，並且可以防止視力減弱；桑椹補腎，味甘性寒，適合因為年紀漸長造成的視力減退、不耐久視者，能消除眼睛疲勞，幫助視力增強。

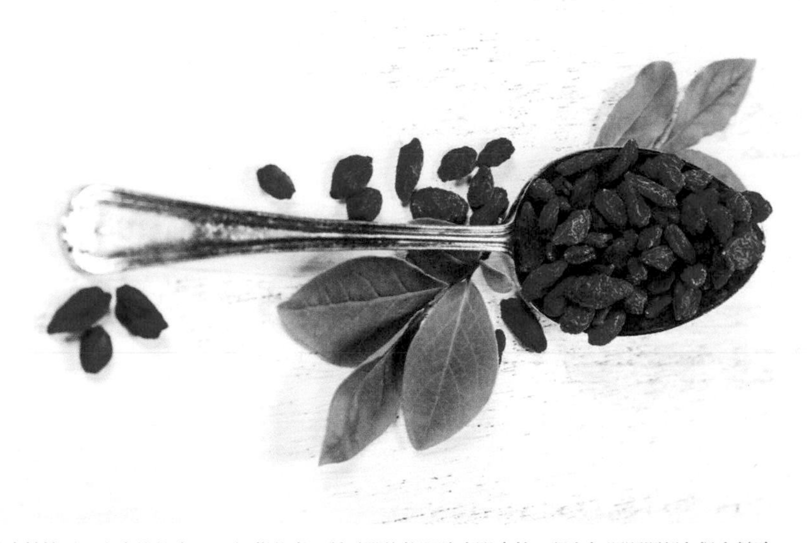

枸杞味甘性平，富含維他命 A 及胡蘿蔔素，對電腦族的眼睛痠澀疲勞、視力加深問題都有很大幫助。

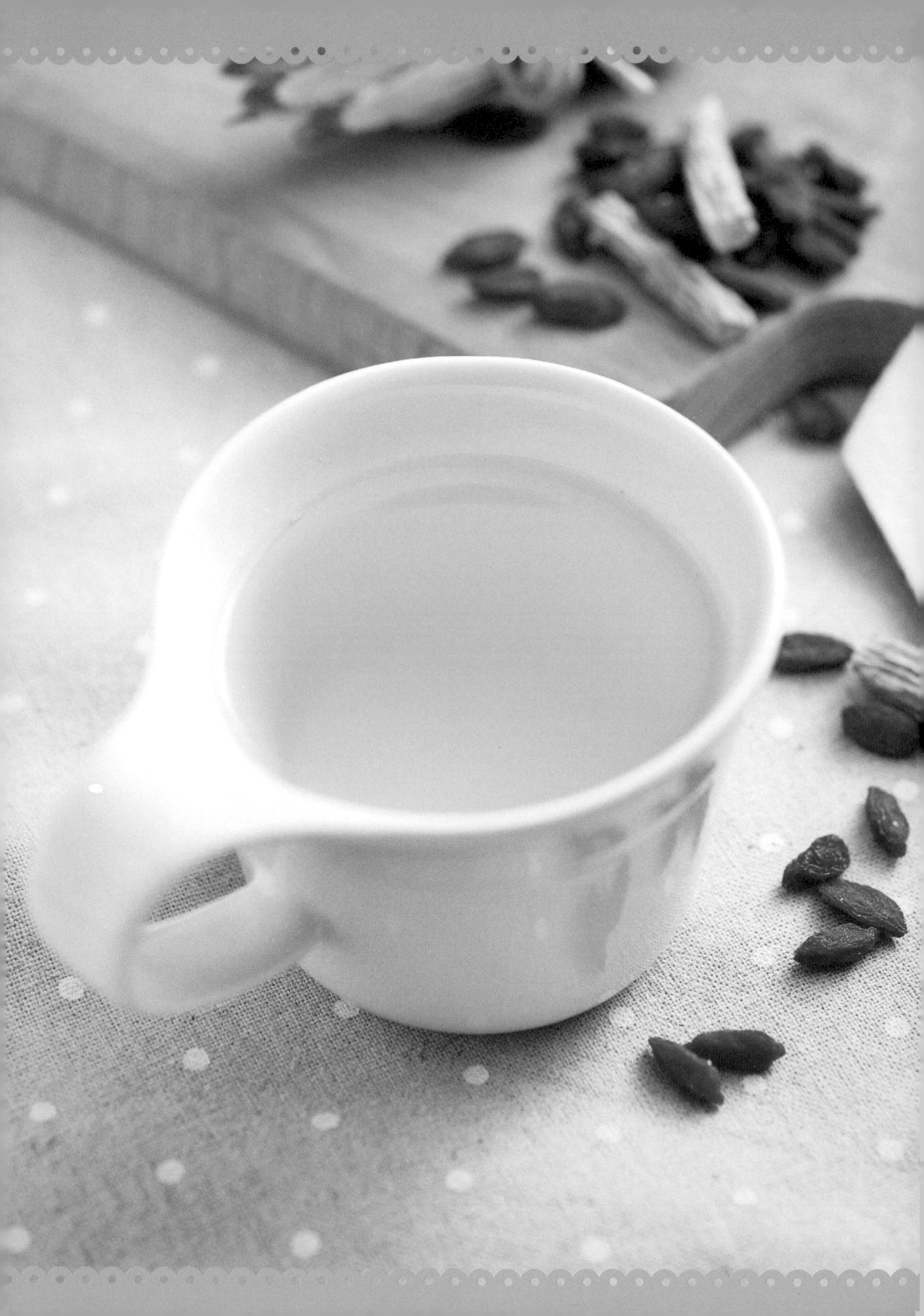

# 絕袋美人茶

500ml

健脾補氣，可健脾利濕，
適合晨起倦怠或有水腫眼袋者。

## 材料

黨參一錢、黃耆兩錢、枸杞一錢、茯苓兩錢。

## 做法

藥材洗淨後裝入濾紙袋，燜燒罐預熱後將藥材放入，
接著注入沸水，一分鐘後倒出熱水，
再注入沸水至八分滿，燜煮半小時後即可飲用。

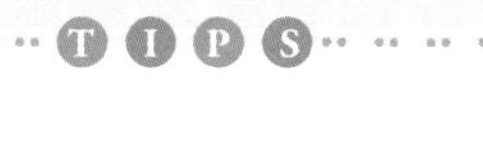


感冒咽喉痛時禁止飲用。

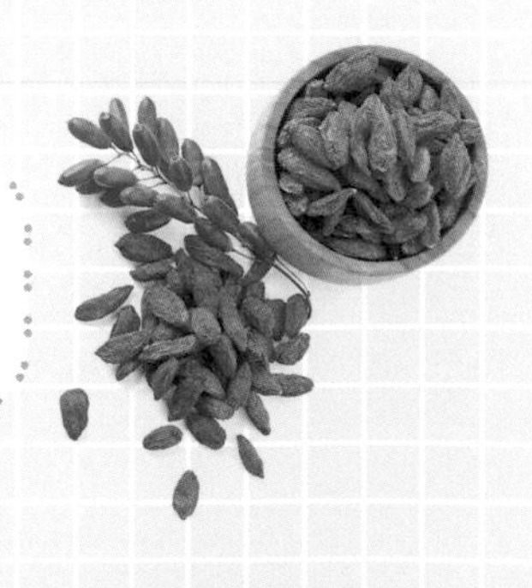

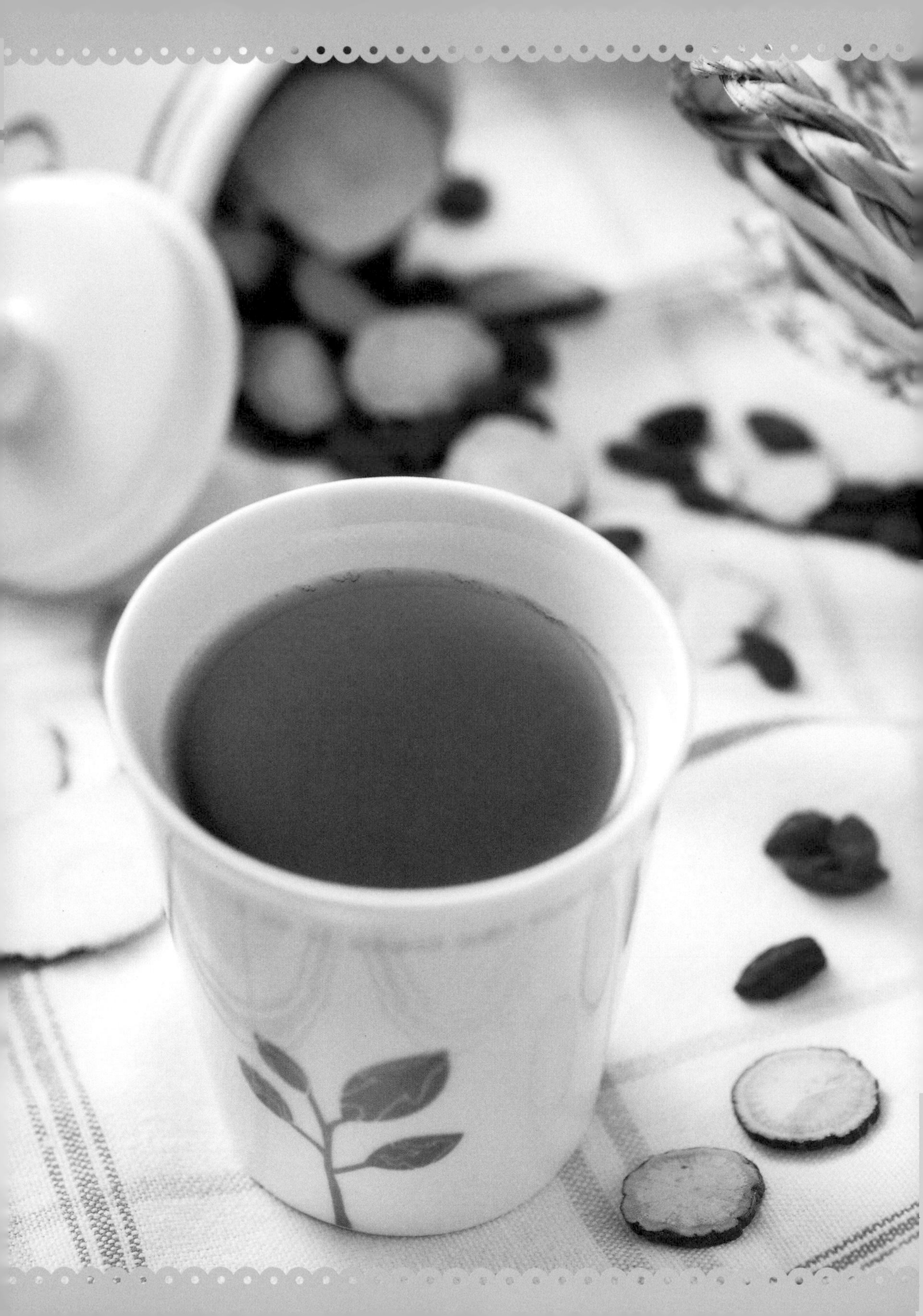

# 掃黑抗皺茶

500ml

白芍可擴張微血管，枸杞富含維他命A，
護眼又可修復上皮細胞，
是用眼過度、眼睛疲勞產生色素沉澱時的理想茶飲。

## 材料

白芍兩錢、白芷兩錢、枸杞兩錢、冰糖少許。

## 做法

藥材洗淨，將藥材裝入濾紙袋，放入燜燒罐，
注入沸水燜一分鐘後倒出，再注入沸水至八分滿，
燜燒半小時後，加入少許冰糖，待冰糖溶解後即可飲用。

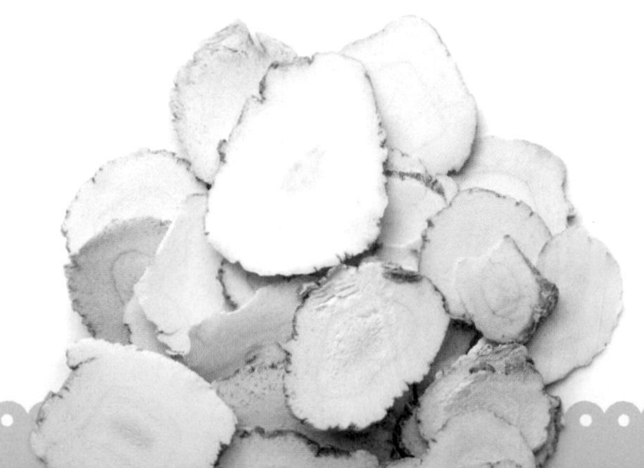

白芍 ©富爾特數位影像

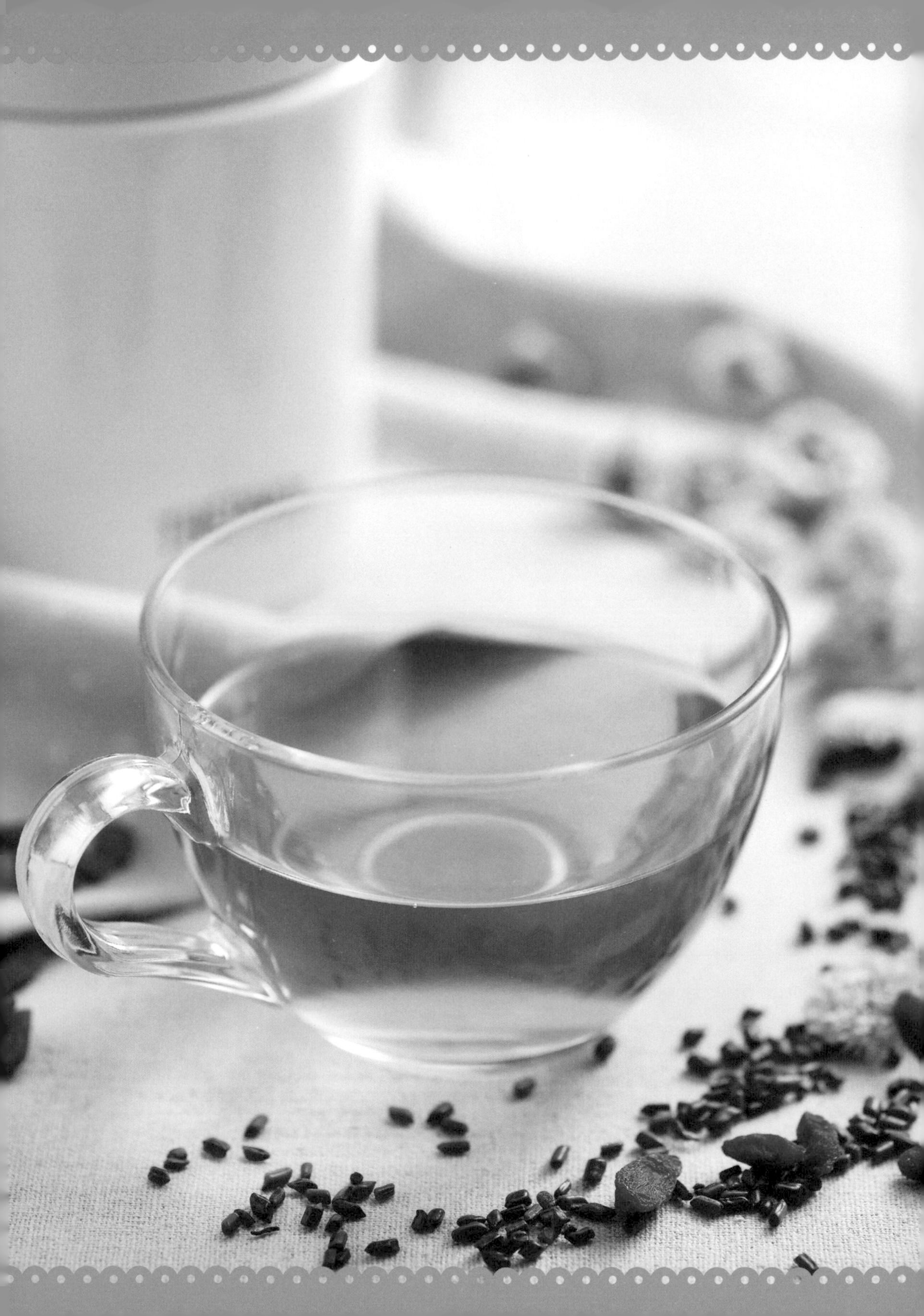

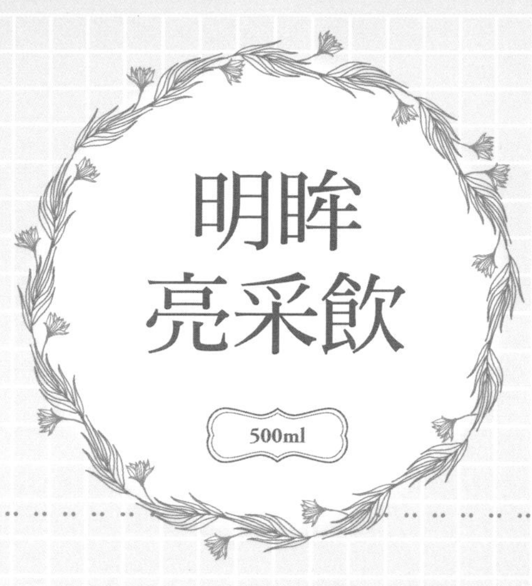

# 明眸亮采飲

500ml

決明子具清熱明目之效，
適合熬夜火氣大或眼睛澀痛者。

## 材料

枸杞兩錢、炒決明子三錢、白菊花一錢。

## 做法

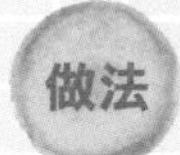

枸杞及決明子洗淨後裝入濾紙袋，預熱燜燒罐後，將濾紙袋放入罐中，接著注入沸水燜煮一分鐘後將水倒出，再注入沸水至八分滿，燜燒半小時後開蓋放入白菊花，繼續燜煮十分鐘後即可飲用。

## TIPS

- 若購買到生的決明子，可將決明子用小火炒至香氣溢出時取出，放涼。避免使用生決明子，以免腹瀉。
- 白菊花具有揮發性且不耐久燜，須待最後才放入燜煮。

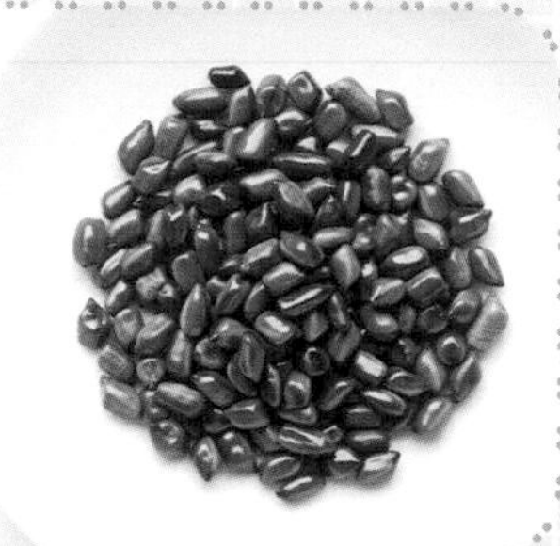

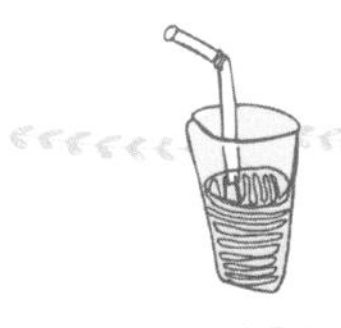

# 一開口就有元氣！

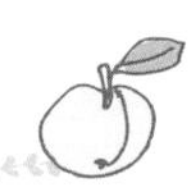

有些人有口臭問題，在社交場合與人互動的時候，往往在不自覺中造成自己與他人的困擾。部分口臭的原因跟口腔結構性有關，例如蛀牙、牙周病或是沒做好口腔清潔，睡前不刷牙，經過一夜睡眠，夜晚口水分泌量減少，食物殘渣在齒縫中、舌頭表面或牙周囊袋內發酵，導致口腔散發難聞的味道。

有些長久性的口臭則是體質的偏亢或腸胃虛衰所引發，主要原因包括消化不良造成的胃腸積熱，例如喜歡食用燒烤炸辣等重口味的東西，或是有抽菸、喝酒的習慣，都容易腸胃積熱。

腸胃積熱是一種微發炎，還不算是醫學上的發炎症狀，如果喜歡吃一些熱性的東西，又消化不良，食物在胃腸內積久了就會造成器官充血的現象，這就是腸胃積熱。去照胃鏡的話並不會看到破皮，但會呈現充血狀態，也就是所謂的火氣大。這類人的舌苔會特別厚且黃膩，臨床症狀除了口臭外，也會出現臉色發紅、身體熱、口乾舌燥、口舌生瘡、牙齦腫痛、打嗝、便秘等現象。

如果是因為牙齦、牙周或是口腔黏膜發炎所導致的口腔結構性口臭，一般常用甘草清咽利喉生津，或是用金銀花、連翹來消炎、消腫和止痛，也可以添加薄荷來緩和口臭，同時幫助消除中藥苦味，保持口氣清新。

如果是腸胃積熱所導致的口臭，可以使用清熱的藥材，如綠豆、蓮藕、甘蔗汁等，一來不會太寒涼，又可以把腸胃的熱或便秘給清除掉。

嘴唇乾燥是口部健康的另一個問題，有很多人每到秋冬季節，就會嘴唇脫皮乾裂，除了可能水分攝入太少，或是挑食造成體內維生素、微量元素缺乏外，熬夜、工作勞累或飲食口味較重，也容易造成陰虛低熱體質，致使口唇乾燥。

陰虛低熱體質的初期症狀或許只是覺得皮膚乾燥、口舌乾澀，但慢慢可能會出現聲音沙啞，嚴重時還容易有口瘡、舌瘡的問題。建議可攝取涼潤滋陰的食物，如蓮藕、甘蔗汁、雪梨，或是百合、沙參等滋陰又不會太寒涼的藥材。

有些工作需要大量使用嗓子，容易造成聲帶充血，長期下來會形成傷津耗氣的陰虛體質，如果聲音沙啞的話，就要消炎來解決充血狀況，並補充身體的陰液。甘草、桔梗可清潤咽喉，解除充血狀況，西洋參偏涼補可生津液。

羅漢果和膨大海雖然也是清肺止咳的藥材，但因藥性偏寒，並非所有人都可以服用，特別是肺部有風寒，或是較易感冒且感冒時吐出的痰呈白稀的寒痰體質者，以及較虛弱的老年人，都要適量使用羅漢果與膨大海，不宜當成日常茶飲長期飲用，頂多在發聲較多的場合、感覺聲音沙啞或是喉嚨發熱充血時可以喝一下。

此外，不建議食用含糖量太高、過度滋膩或含有精油揮發性的喉糖錠，來解決喉嚨乾啞問題。吃多了，咽喉的黏液津液就容易被蒸乾。不少門診病人都有類似的經驗，在需要大量說話的場合，覺得喉嚨不適，就依賴喉糖錠，解決一時不舒適感，久了變得依賴，用量也愈來愈多，喉嚨變得愈來愈乾，透過治療後才體會到只要身體健康，津液就能源源不絕上承咽喉，如此才是保養咽喉的根本之道。

另外，保養喉嚨也要注意日常飲食與生活作息，最好少吃燒烤炸辣等重口味的東西，盡量不要熬夜及過度勞累，以免造成虛火上升，傷津耗氣。

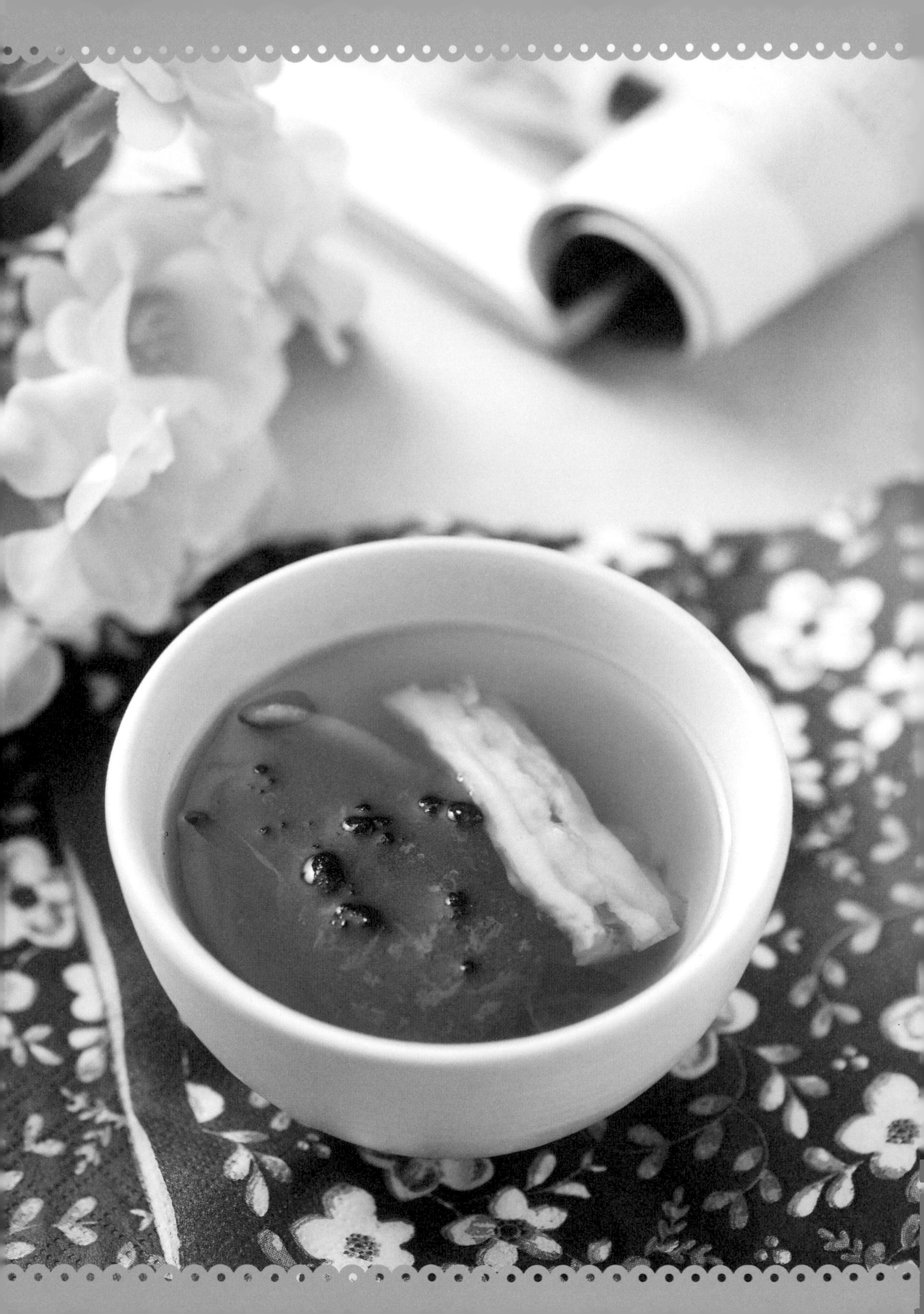

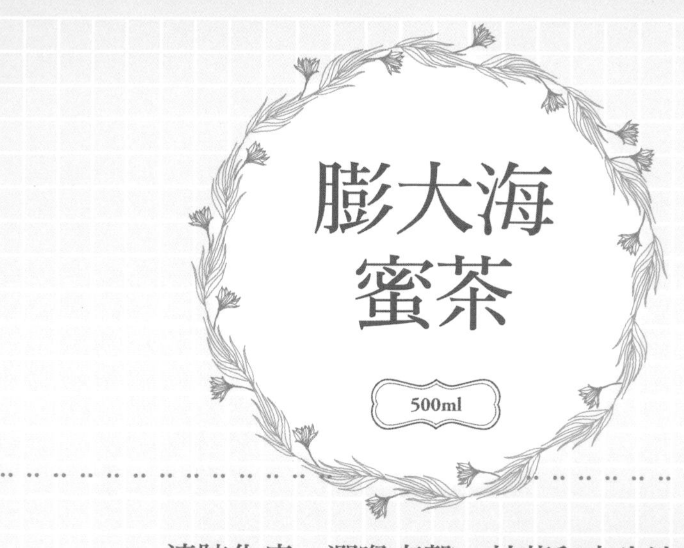

# 膨大海蜜茶

500ml

清肺化痰，潤喉爽聲，甘草和中生津，
適合咽喉痛、沙啞者飲用。

## 材料

膨大海五顆、桔梗一錢、甘草兩片、蜂蜜一匙。

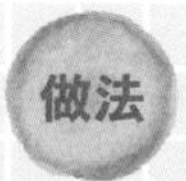

## 做法

藥材洗淨，將燜燒罐預熱後將藥材放入，
注入沸水約八分滿，攪拌後蓋上蓋子燜煮，
一小時後開蓋，加入少許蜂蜜調味即可飲用。

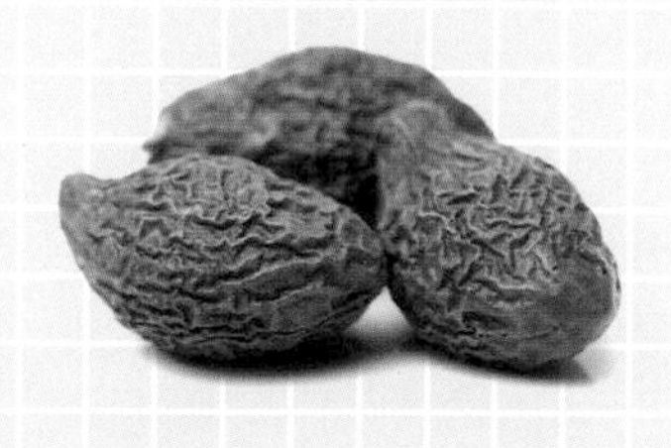

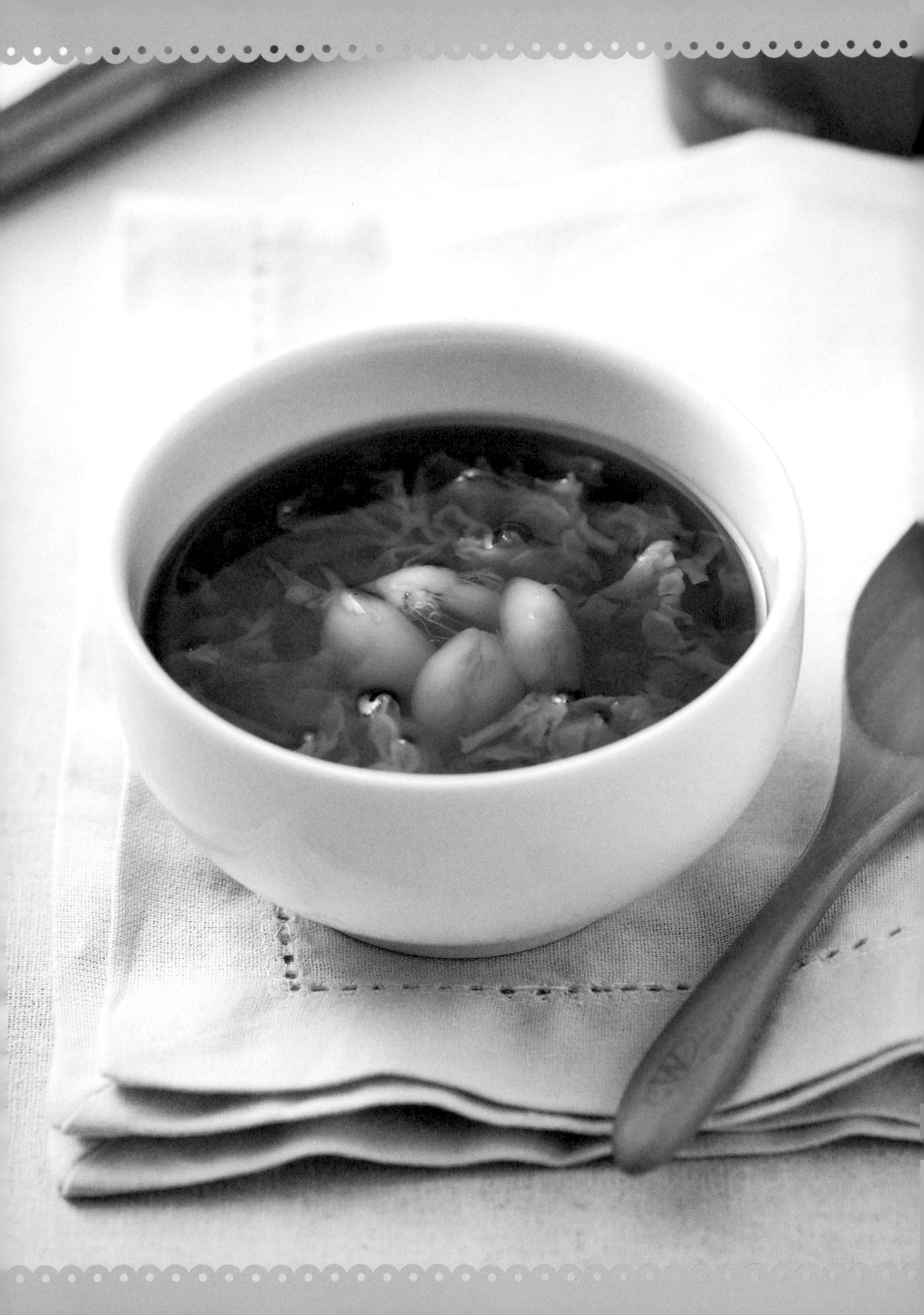

# 百合羅漢湯

500ml

具滋潤喉嚨黏液作用，可止咳化痰、開嗓生津，
幫助預防喉嚨沙啞疼痛、火氣上升，
最適合熬夜準備隔天簡報的上班族食用。

## 材料

鮮百合兩錢、羅漢果半顆、乾白木耳2公克、細冰糖少許。

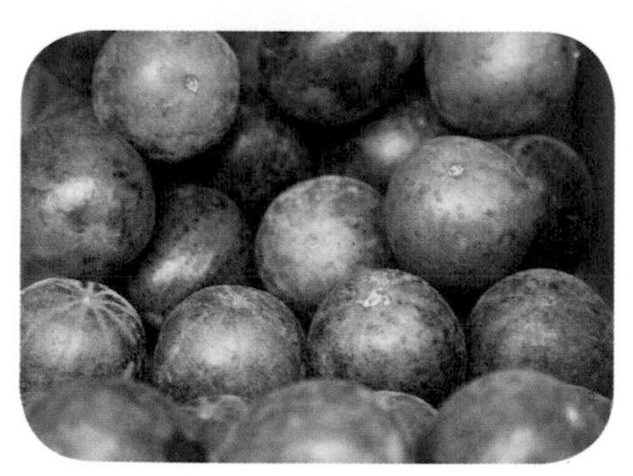

膨大海 ©富爾特數位影像

## 做法

1.藥材洗淨後，將白木耳泡水一小時，去除白木耳蒂頭後放入調理機打碎。

2.燜燒罐預熱後加入百合、羅漢果，接著倒入沸水燜煮一分鐘後瀝乾，再放入白木耳，注入沸水至八分滿，攪拌均勻後拴緊蓋子燜煮一小時，開蓋後加入少許細冰糖，攪拌均勻後即可食用。

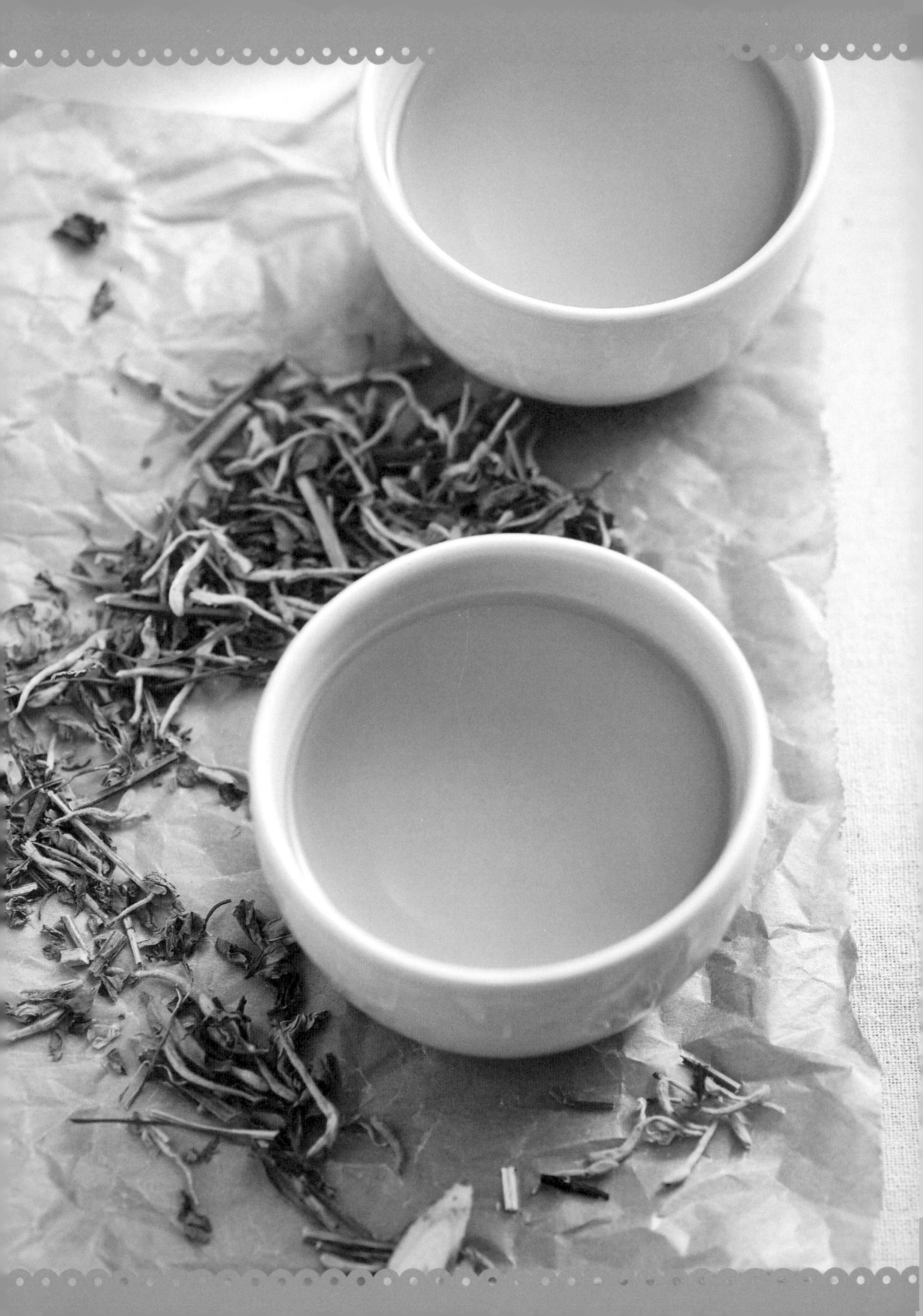

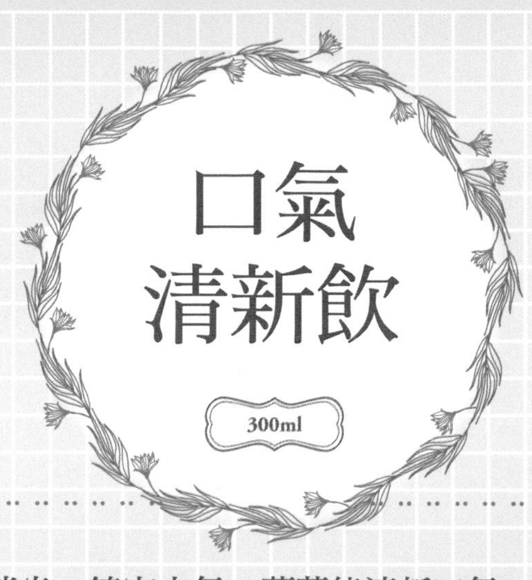

# 口氣清新飲

300ml

金銀花有消炎，鎮定火氣。薄荷能清新口氣，中和藥味。
口腔黏膜潰瘍的口臭患者適用。

### 材料

薄荷0.5錢、金銀花0.5錢、生甘草兩片。

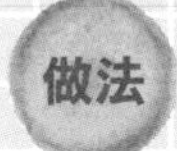

### 做法

藥材洗淨後將金銀花與甘草裝袋，燜燒罐預熱後將藥材袋放入，再次注入沸水至八分滿，燜燒半小時後開蓋放入薄荷，繼續燜燒十分鐘即可飲用。

**TIPS**

- 薄荷具揮發性精油，燜燒十分鐘即可，以免有效成分揮發。
- 使用新鮮薄荷葉，味道、效果會更好。

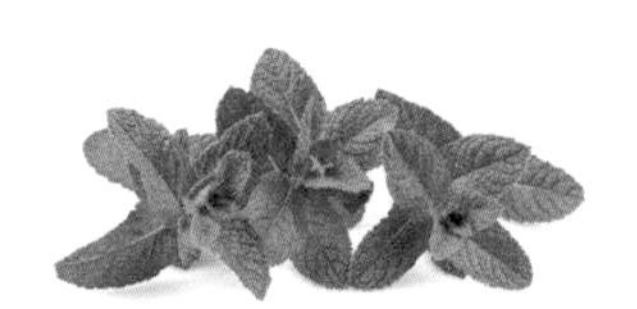

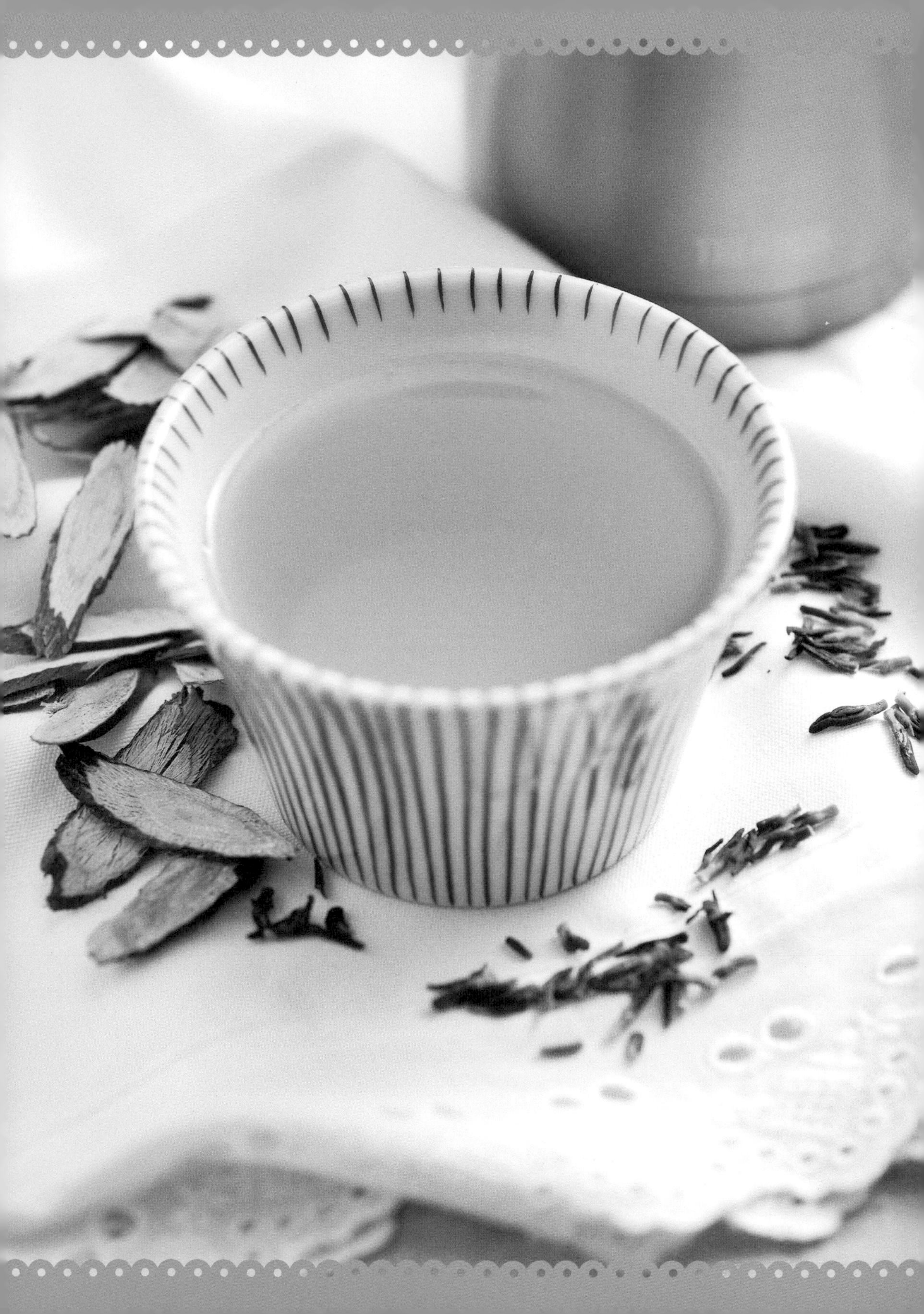

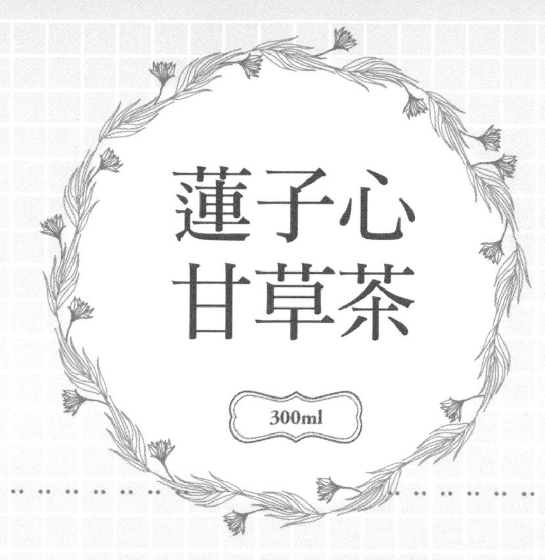

# 蓮子心甘草茶

300ml

蓮子心可去心火除煩悶，
但味苦且性涼，宜酌量食用。

## 材料

蓮子心0.5錢、甘草兩錢。

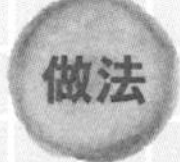

## 做法

藥材洗淨後放入濾紙袋，燜燒壺預熱後放入藥材，
接著注入沸水至八分滿，燜燒半小時後即可飲用。

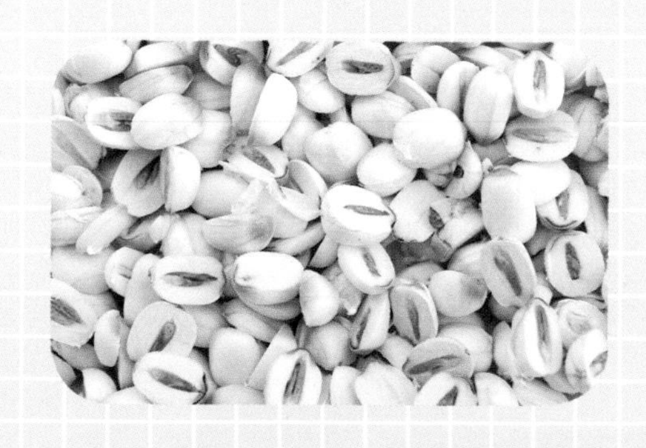

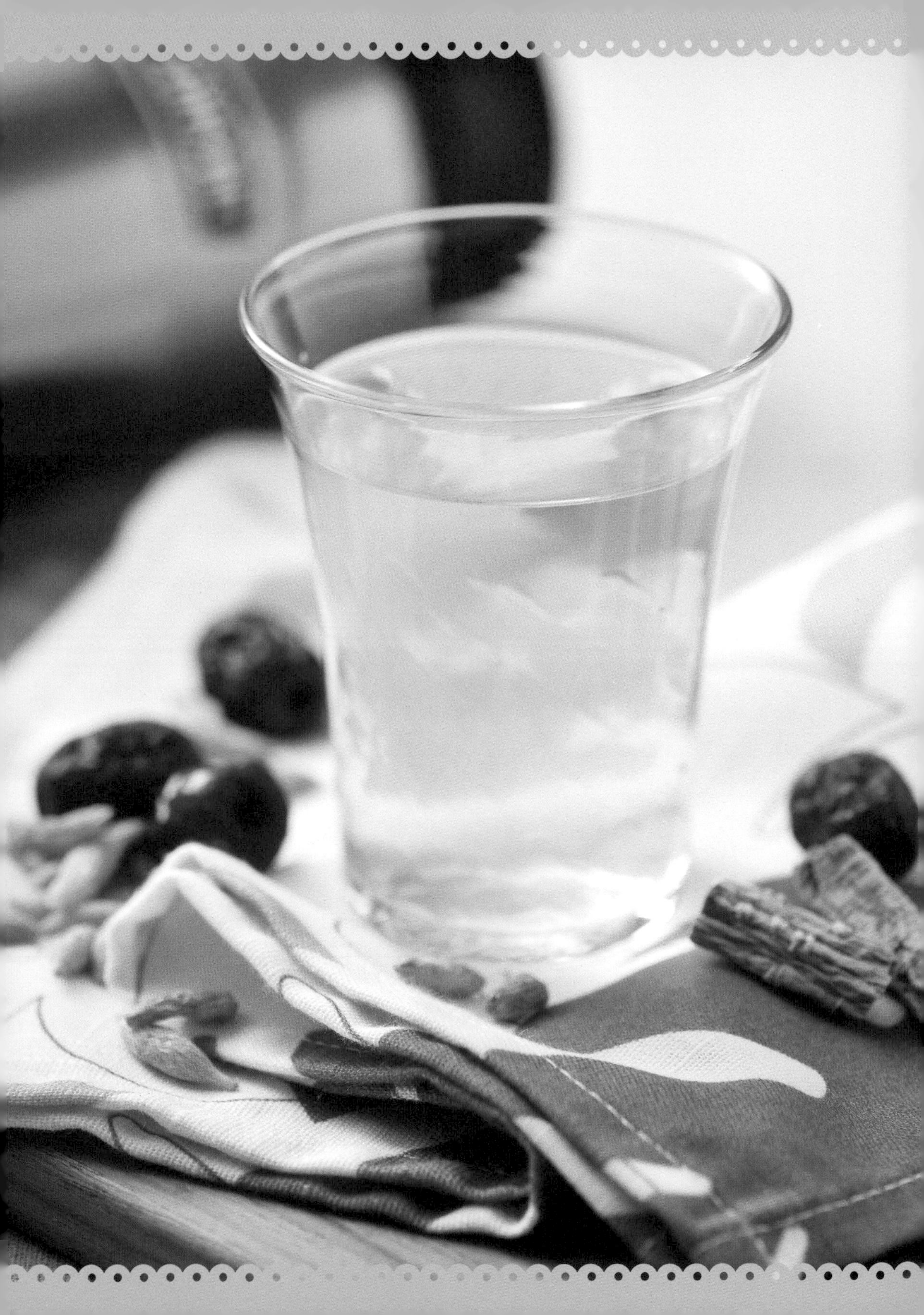

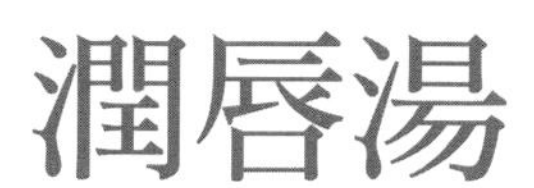

# 潤唇湯

500ml

脾開竅於口，此湯健脾化生津液。
麥門冬滋陰，適合消化功能弱
又常處於冷氣房內口舌乾燥、唇膚脫皮者。

## 材料

黨參兩錢、麥門冬兩錢、紅棗五顆、細冰糖適量。

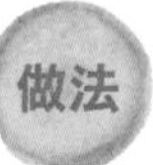

## 做法

藥材洗淨後放入濾紙袋，預熱燜燒罐後將藥材放入，
注入沸水至八分滿，燜燒一小時後開蓋放入冰糖，
待冰糖完全溶解後即可飲用。

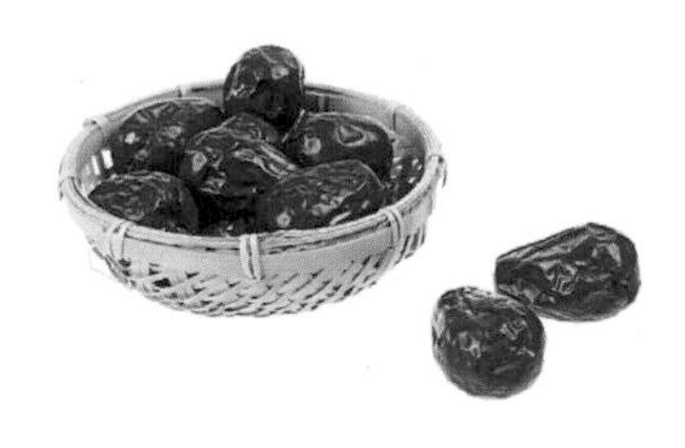

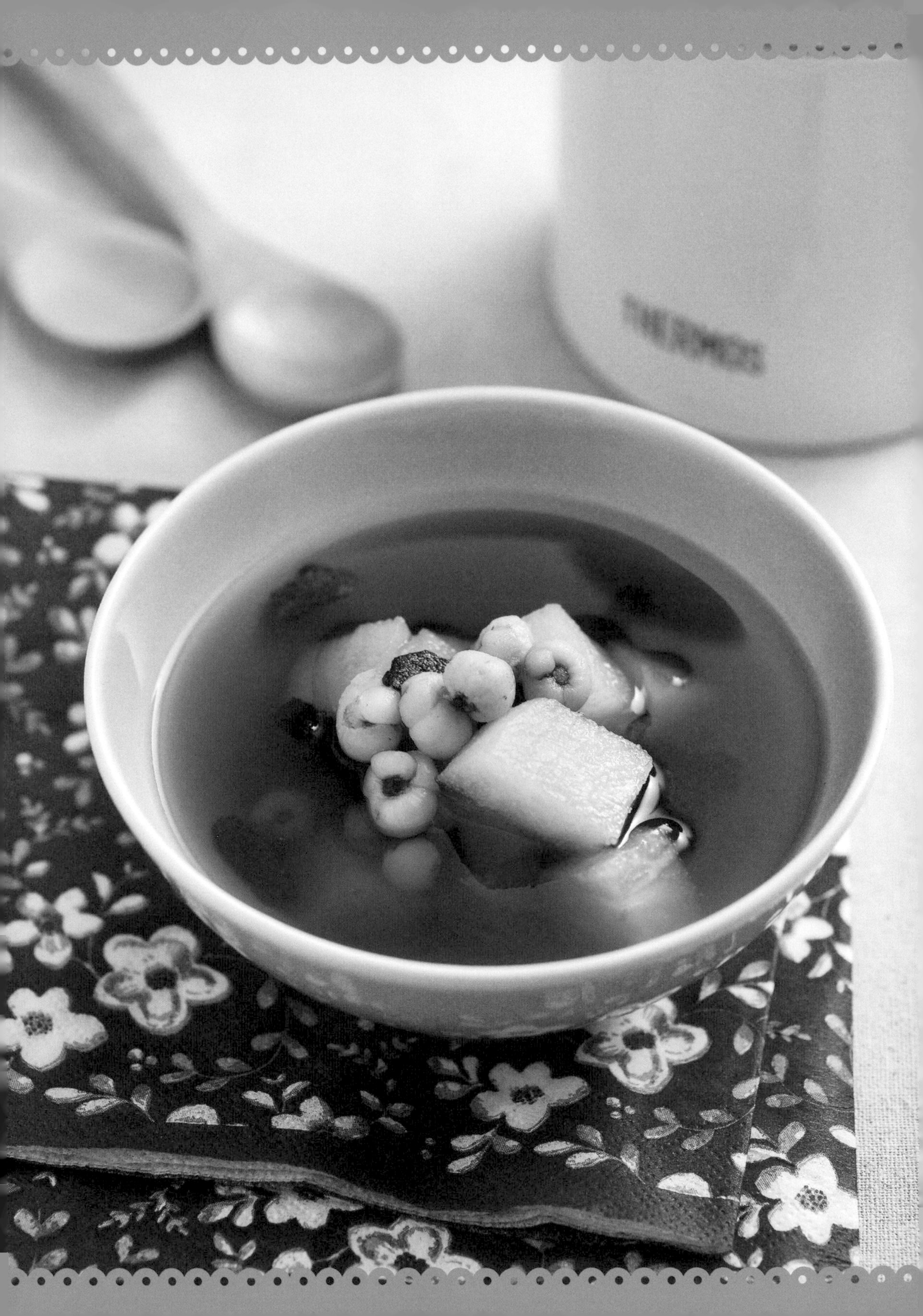

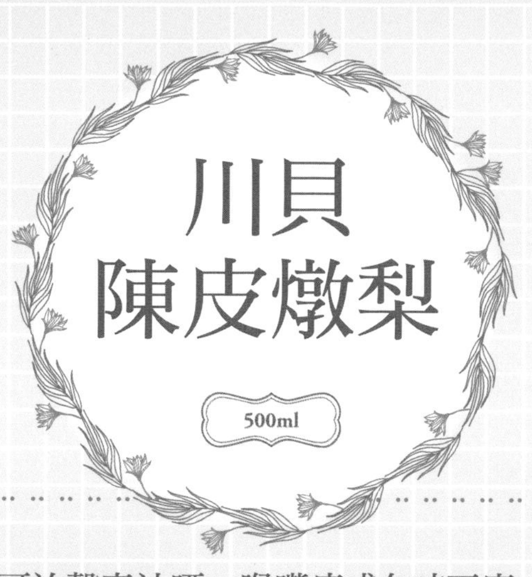

# 川貝陳皮燉梨

500ml

可治聲音沙啞、喉嚨痛或久咳不癒，
梨子可補充身體所需能量，同時生津止渴，清熱涼心。

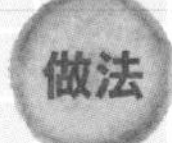

**材料**

水梨小顆一顆、川貝兩錢、陳皮一錢，細冰糖適量。

**做法**

1. 水梨洗淨、去籽、切小塊。川貝泡水一小時使其軟化。
2. 將食材藥材放入燜燒罐注入沸水燜五分鐘後將水倒出，再次注入沸水至八分滿，攪拌後燜煮兩小時，最後加入細冰糖攪拌，冰糖溶解後即可食用。

**TIPS**

- 梨子皮具豐富養分及去痰功效，故不需去皮。
- 若咳嗽痰多、冷咳、痰稀白者，則不宜食用。

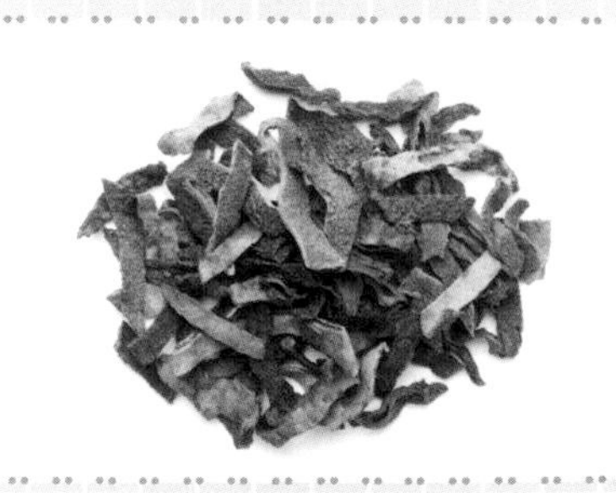

陳皮 ©富爾特數位影像

## 這樣吃，散發健康窈窕女人味！

肥胖是很多現代人的困擾，主要又可概分為實症肥胖和虛症肥胖兩種。

實症肥胖較常出現在年輕人或男性身上，屬於體質比較壯碩的族群。吃得多、喜歡重口味油膩的食物，因為熱量來不及消化，所以形成脂肪在體內囤積。這種人的身體結構往往肌肉結實，常有口乾、便秘、火氣大的狀況，壓力大的時候習慣大吃大喝，口味厚重，如果又晚睡、應酬喝酒多，很容易形成痰濁代謝廢物的囤積，造成三高體質，成為膽囊炎、脂肪肝的好發族群。這類體型的人，脂肪往往囤積在腹部，形成中廣型身材，屬脾胃濕熱的體質。

脾胃濕熱的人，要用清熱利濕的方法來處理，可選用決明子、山楂、玫瑰等藥材來利膽通便降血脂，另外荷葉也是利濕解熱常用的藥材，具有消脂化積的功效。

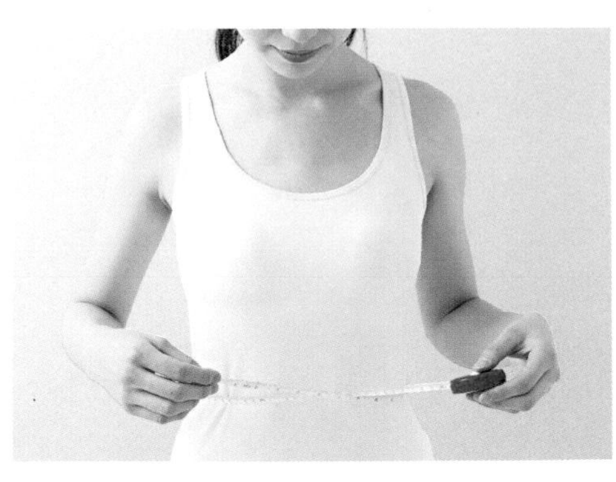

虛症肥胖往往是因為身體的馬達無力，導致體內的廢物代謝不掉，臟腑機能不平衡，所以才會發胖。

我在減重門診中，診療的女性肥胖問題多屬虛症，就是典型的所謂吸空氣、喝水也會胖的體質，這些人吃得少、動得也少，新陳代謝率低下，肌肉鬆軟，下半身水腫，面色偏白，手腳冰冷，即使吃得很少，還是會發胖，又因為腸胃蠕動無力，所以也容易有便秘問題。虛症肥胖往往是因為身體的馬達無力，導致體內的廢物代謝不掉，臟腑機能不平衡，所以才會發胖。

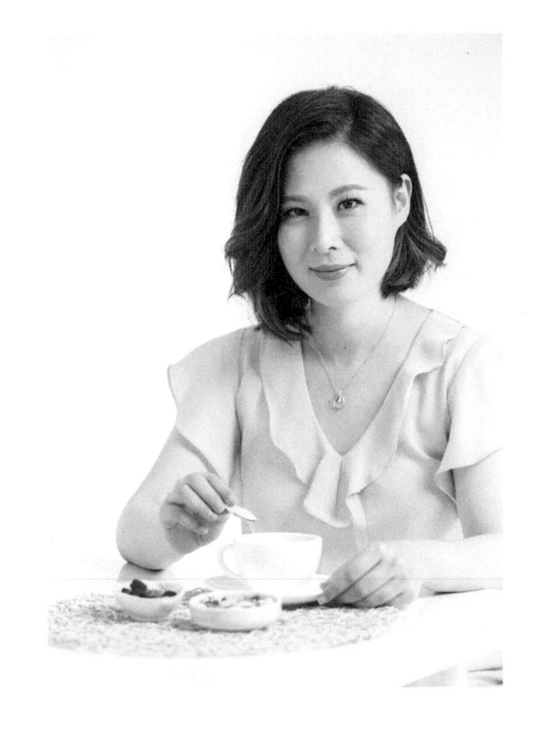

虛症肥胖者，我不建議他們從事大量運動，因為過度運動會耗氣，反而讓身體負擔更大，應該先好好休息，調理身體。首要之道在於健脾胃，讓身體的代謝馬達恢復活力，然後再來削減脂肪。我的建議是瘦身不宜過急，先把目標訂在三個月減少現有體重的10%，雖然這樣的步調看似緩慢，但這段期間透過中藥及食膳來改善體質，讓身體各方面的協調逐漸適應新的體重後，有助於打造不輕易復胖的體態；在管理熱量方面，利用燜燒罐可控制食物容量，幫助提醒自己不要過度飲食，更不受空間限制，持續補充有益的藥材，除了建議用黃耆補氣，以山藥健脾，還可加入薏仁、茯苓、糙米等利水濕或纖維多的藥材來幫助腸胃蠕動。

食療中蛤蠣、冬瓜也是利水的好食材，有「小人參」之稱的胡蘿蔔，不但能補脾胃，寬中下氣，同時還可增加湯頭甜味。將這些食材任意搭配組合，做成湯底，再加上蒟蒻、玉米等低卡食材做成蔬菜湯，可以用來做為日常食膳。虛症肥胖體質的人，建議吃一些辛辣之

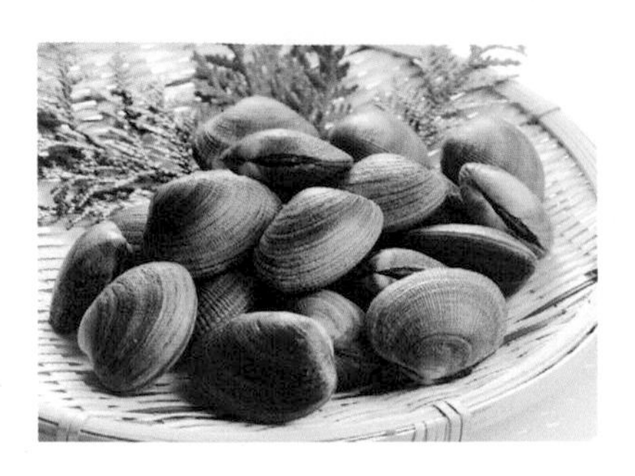

食療中蛤蠣、冬瓜也是利水的好食材，可以幫助提高基礎代謝率，促進身體新陳代謝。

物，如小茴香、薑、白豆蔻等，可以幫助提高基礎代謝率，促進身體新陳代謝。

此外，更年期之後，因為內分泌失調、肝腎功能不佳，月經不規律，有些女性甚至可能有多囊性卵巢的肥胖問題。這類肥胖首先要治療疾病。中醫所謂的「腎」，指的是負責身體水分的代謝與生殖，所以選用溫補腎陽，可調理婦科疾病，一旦荷爾蒙平衡，就自然會瘦下來。建議可多吃辛溫藥材，提升陽氣，消腫去濕，以代謝病理產物，如杜仲、女貞子、枸杞等。此外山藥具有脾腎雙補的效用，其所含的皂甘是製造荷爾蒙的原料，也是不錯的食材。

女性減肥都不希望胸部縮水，會不會縮水與生理有關，一般而言，生產期之前乳房都還有發展空間，懷孕、坐月子期間，還有機會去調整胸部大小，如果錯過青春期和生產期，乳房細胞已經定型的話，改變乳房大小的機率就很低了。

乳房大小和幾個因素有關，分別是營養、內分泌以及女性荷爾蒙。乳房是胃經絡及肝經走過的地方，吃早餐對發育中的少女很重要，因為早上七點到九點身體走胃經，這時如果能適當的攝取高蛋白原料，經絡的氣就會比較旺盛，乳房也會發育得比較好。在乳房還未定型前，想要豐胸的話，可多食用天然荷爾蒙食材，如：山藥、豆漿，或是補脾胃的黃耆、葛根，溫補的羊肉、烏骨雞等，都有助於女性荷爾蒙產生。

很多人一大早趕上班上課，根本沒辦法好好吃一頓早餐，這時就是燜燒罐料理出場的理想時機。有一個病人跟我分享她的經驗，在前一天把食材、白飯、高湯準備好，早上起來用十分鐘製作燜燒罐料理，一罐給女兒，一罐留給自己，梳洗完成後出門上班，上班上課不遲到，進公司時料理正好完熟，剛好可以享用營養均衡的現做早餐，所以說燜燒罐料理真是職業婦女照顧孩子、保養自己的得力幫手。

此外，肝氣調達對乳房發育也很重要，肝氣和情緒和內分泌都有關，所以保持情緒平穩，也有助胸部發育。維持情緒平穩，再配合適當的局部按摩，使肝氣調達，就能幫助脂肪有效率的累積在胸部。胸部按摩可以以乳頭為中心，上下左右按壓，或是在兩乳的中心點膻中穴按摩，平常洗澡時也可以在乳房四周按摩。

遺傳和環境荷爾蒙也會影響乳房發育，現在許多食物中都含有荷爾蒙，如果攝取太多，可能造成乳房發展異常甚至產生腫塊，不可不慎。

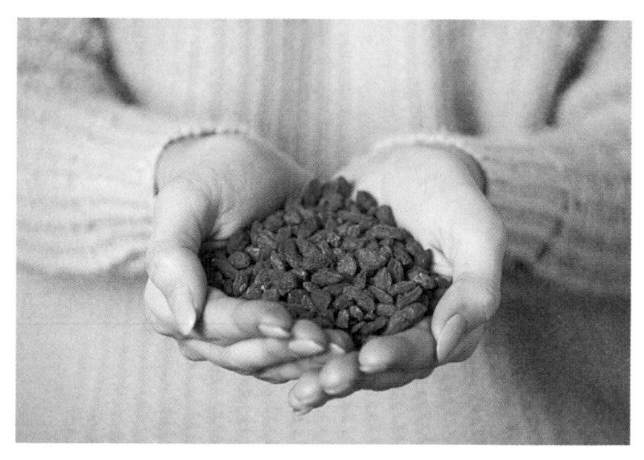

一旦荷爾蒙平衡，就自然會瘦下來。建議可多吃辛溫藥材，提升陽氣，消腫去濕，以代謝病理產物，如杜仲、女貞子、枸杞等。

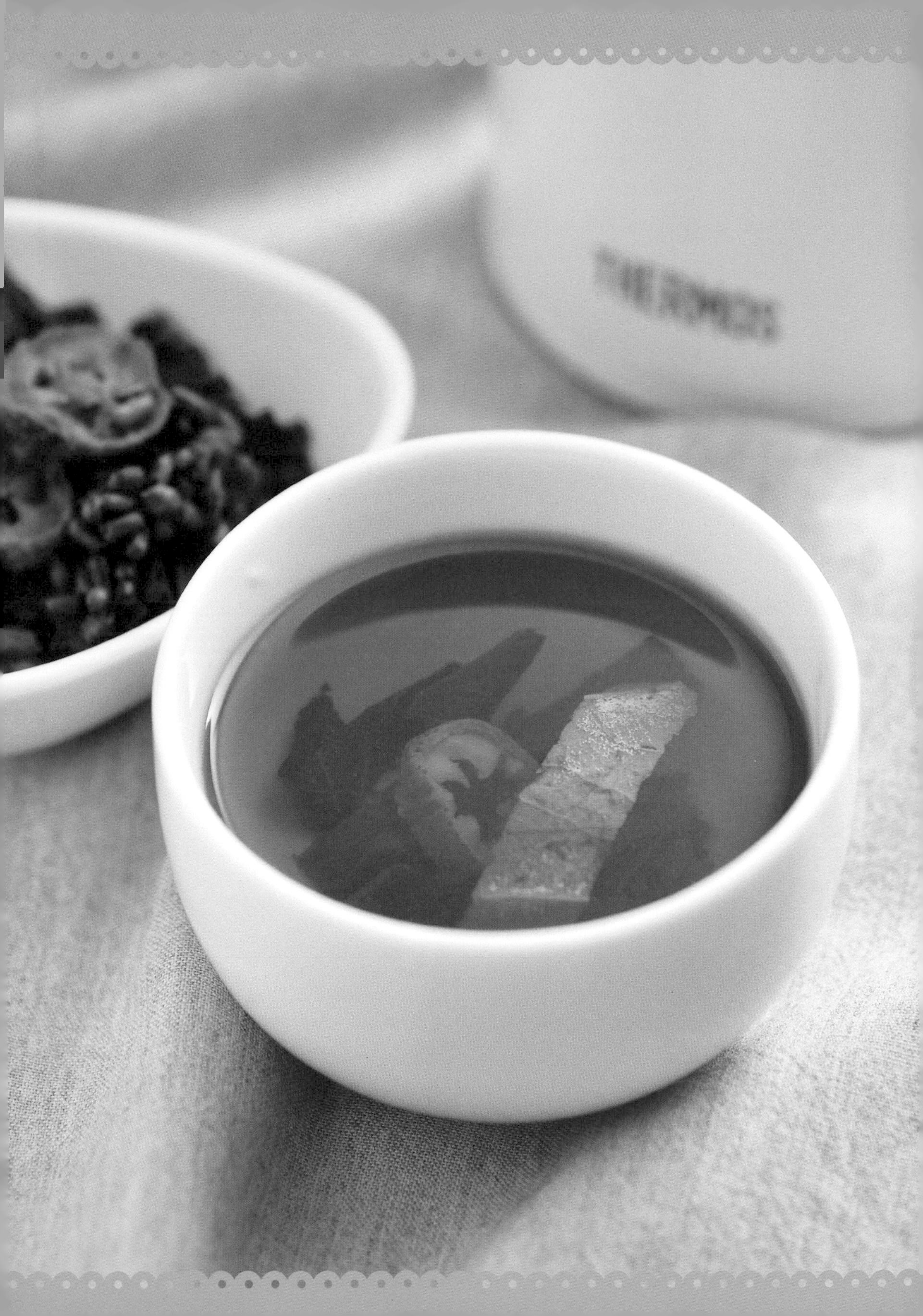

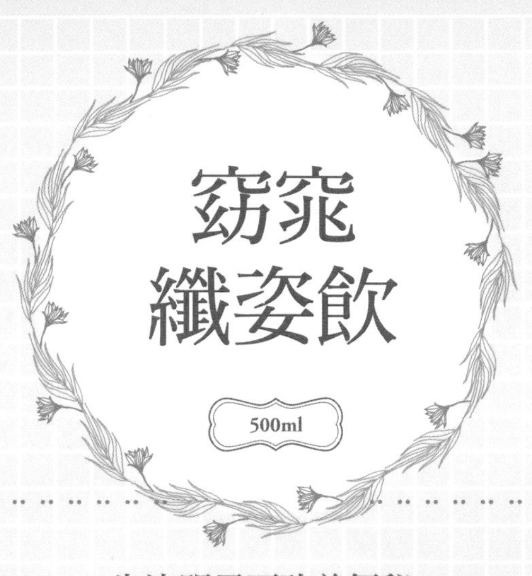

# 窈窕纖姿飲

500ml

生決明子可改善便秘，
適合胃熱型肥胖者做為日常茶飲。

## 材料

山楂兩錢、荷葉半張、生決明子三錢、冰糖少許。

## 做法

藥材洗淨後放入燜燒罐，
注入沸水燜燒一分鐘後瀝乾，再次注入沸水至八分滿，
燜煮半小時，食用時加入冰糖攪拌均勻。

TIPS

使用生決明子瀉下效果更佳，
但不宜過度使用。

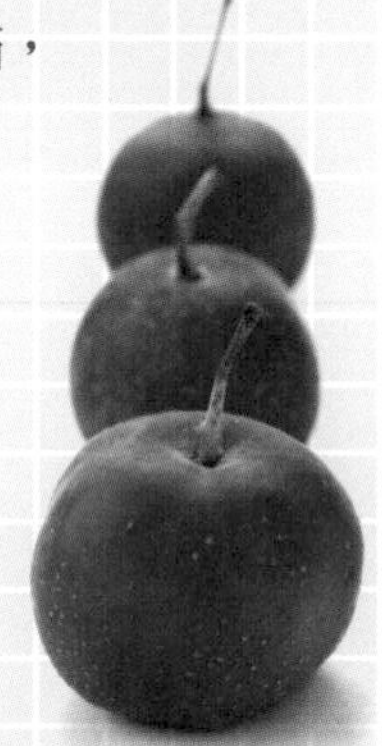

山楂 ©富爾特數位影像

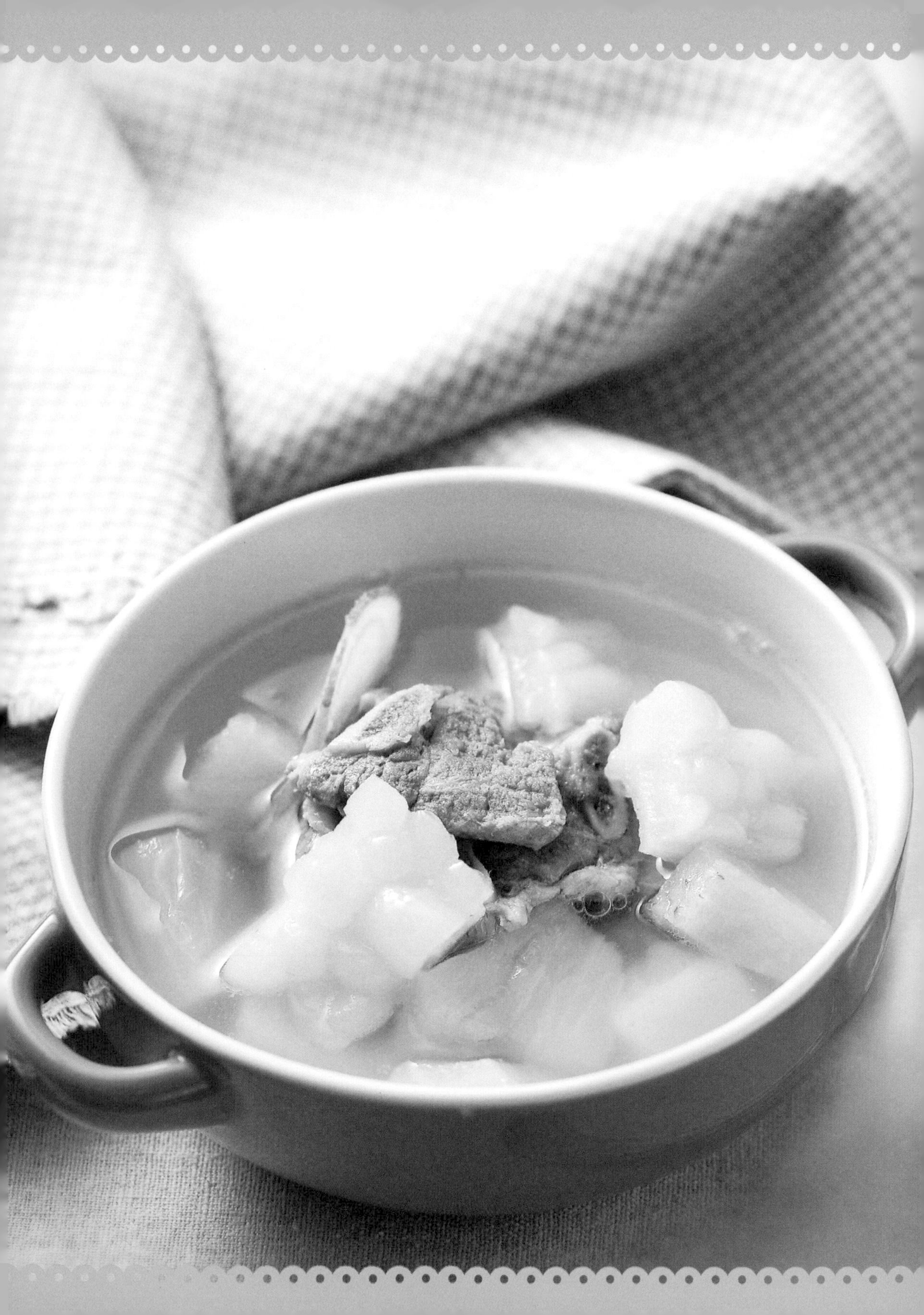

# 苦瓜鳳梨排骨湯

720ml

苦瓜性味苦寒，清熱降火，適合胃熱的體質。
鳳梨富含酵素易分解蛋白質，可緩解餐後的飽脹感。
此湯適合大吃紓壓、又容易飢餓的肥胖者。

## 材料

苦瓜50公克、鳳梨50公克、排骨100公克、薑片三片、高湯適量、鹽少許。

## 做法

1. 苦瓜洗淨剖開去籽、鳳梨洗淨削皮，兩者都切成小丁。排骨洗淨汆燙。
2. 將三項食材放入罐中，注入沸水至八分滿，燜燒一分鐘後瀝乾，加入滾沸的高湯後燜煮兩個半小時，食用前再添加少許鹽巴調味。

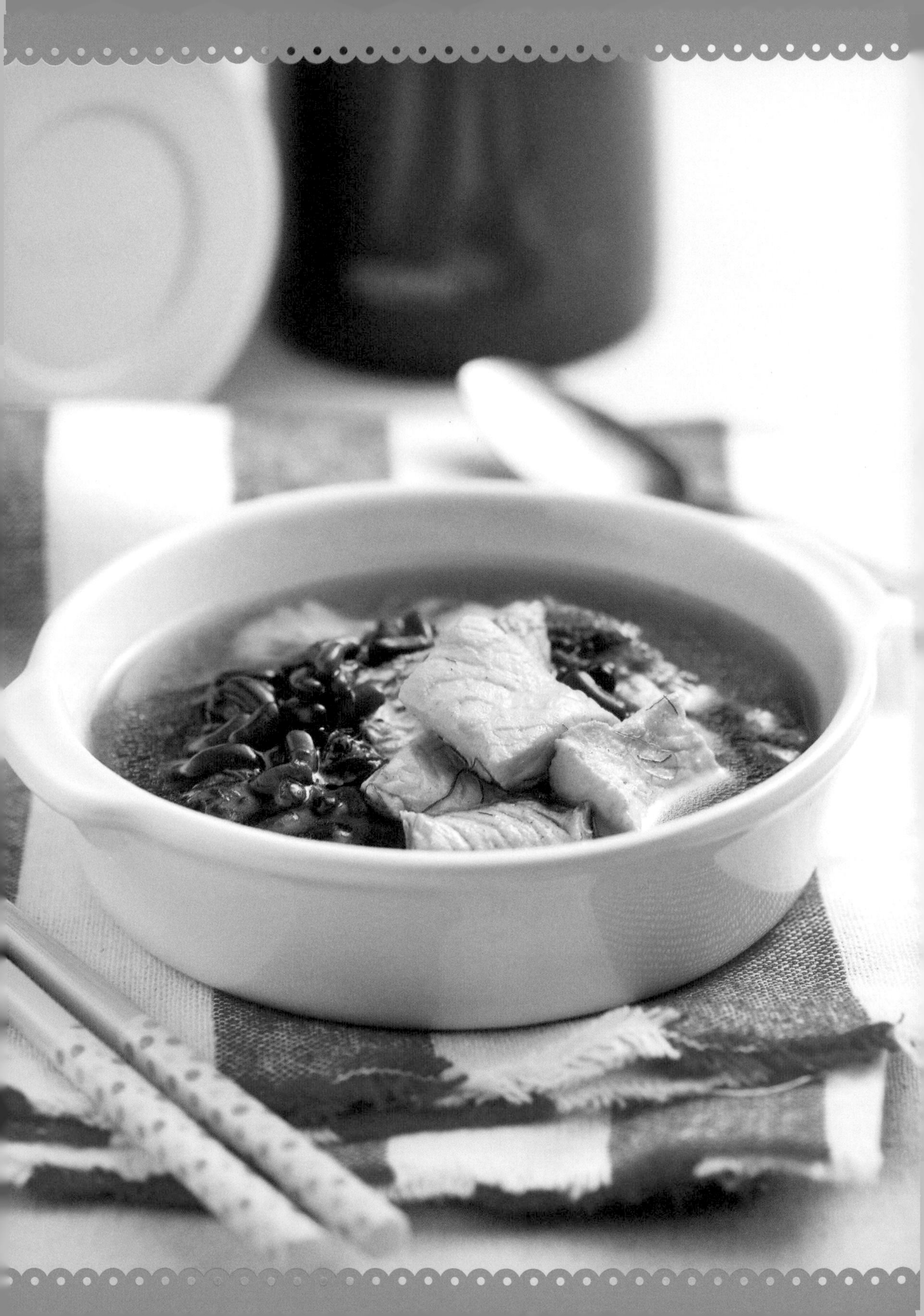

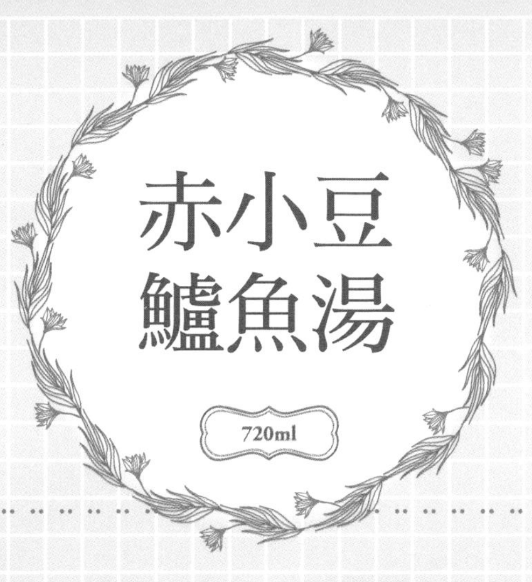

# 赤小豆鱸魚湯

720ml

赤小豆利水。鱸魚治水氣，含優質蛋白可修復細胞。
適合虛胖或經前水腫女性，可做為每日方便的外出食膳。
更適合孕媽媽，用於懷孕後期，有利消水腫，
進而在坐月子期間，可暢通乳汁。
低熱量的內容物，不用擔心發胖。

## 材料

鱸魚肉塊200公克、赤小豆一兩、玉米鬚一錢、薑片兩片、當歸一片、米酒一大匙、鹽少許。

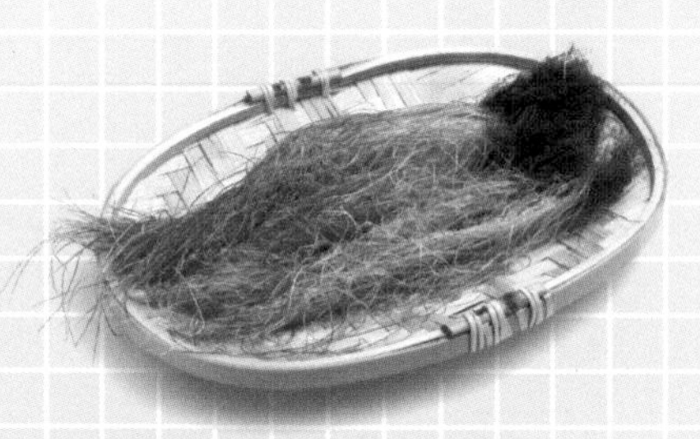

玉米鬚 ©富爾特數位影像

## 做法

1. 藥材洗淨，赤小豆以冷水浸泡一晚。
2. 鱸魚洗淨後去鱗去骨，切成約3公分小塊，與所有藥材放入燜燒罐，注入沸水燜一分鐘預熱後瀝乾。
3. 注入沸水至八分滿，加米酒拌勻，燜煮兩小時後，放入鹽巴拌勻即可食用。

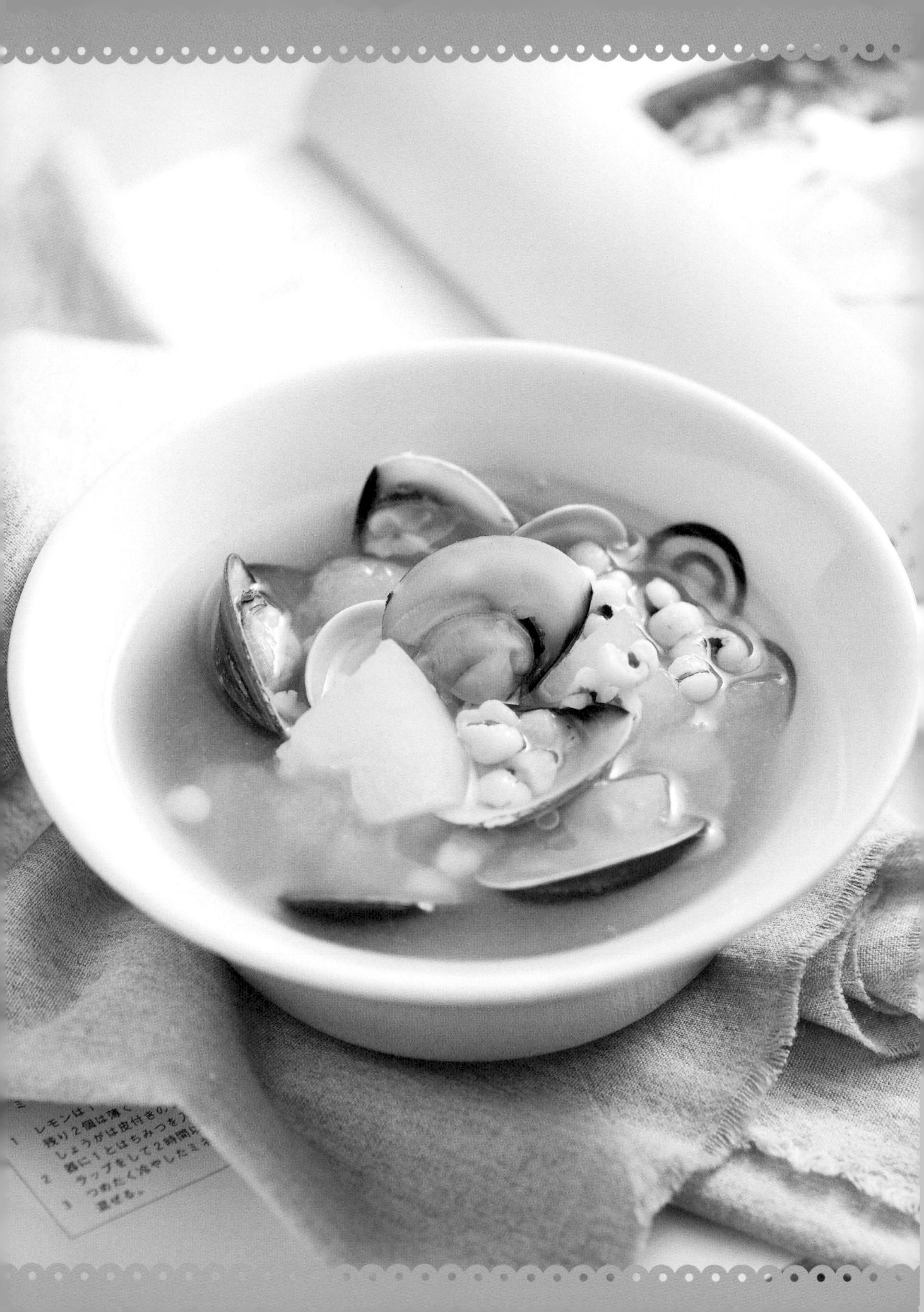
レモンは
残り2個は薄く
しょうがは皮付き
器に1とはちみつを
ラップをして2時間
つめたく冷やした
混ぜる。

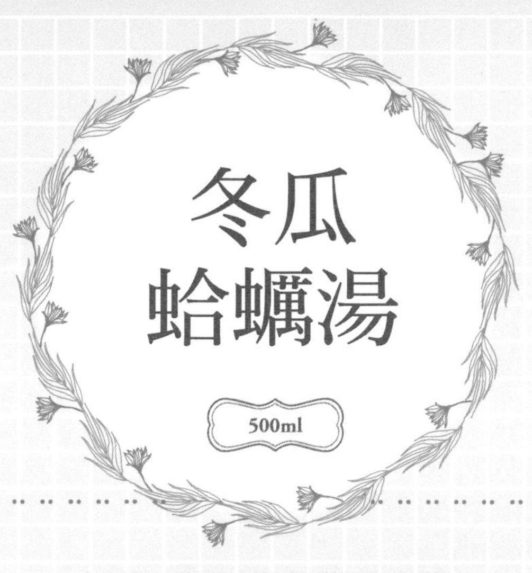

# 冬瓜<br>蛤蠣湯

500ml

冬瓜及薏仁都有利水功效。
蛤蠣去肝經濕熱，但食材性質都偏涼，需加入薑絲。
適合月經前水腫肥胖或常熬夜肝火大、易水腫者食用。

## 材料

冬瓜150公克、薏仁兩錢、蛤蠣八顆、薑絲適量。

## 做法

1. 薏仁冷水浸泡一晚。
2. 蛤蠣泡鹽水吐沙，冬瓜洗淨切小塊。
3. 將食材全放入燜燒罐中，注入沸水預熱一分鐘後瀝乾，再放沸水，燜煮半小時後，拌入適量鹽巴即可。

## TIPS

- 冬瓜皮利水，其籽有美白功效，烹調時可保留皮與籽。
- 此道湯品有薏仁，孕婦避免食用。

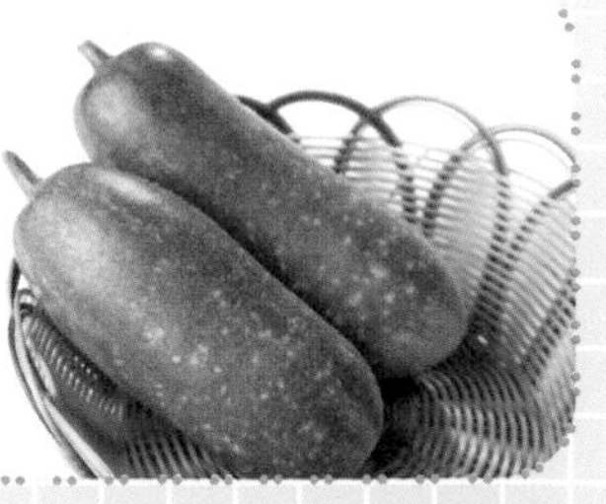

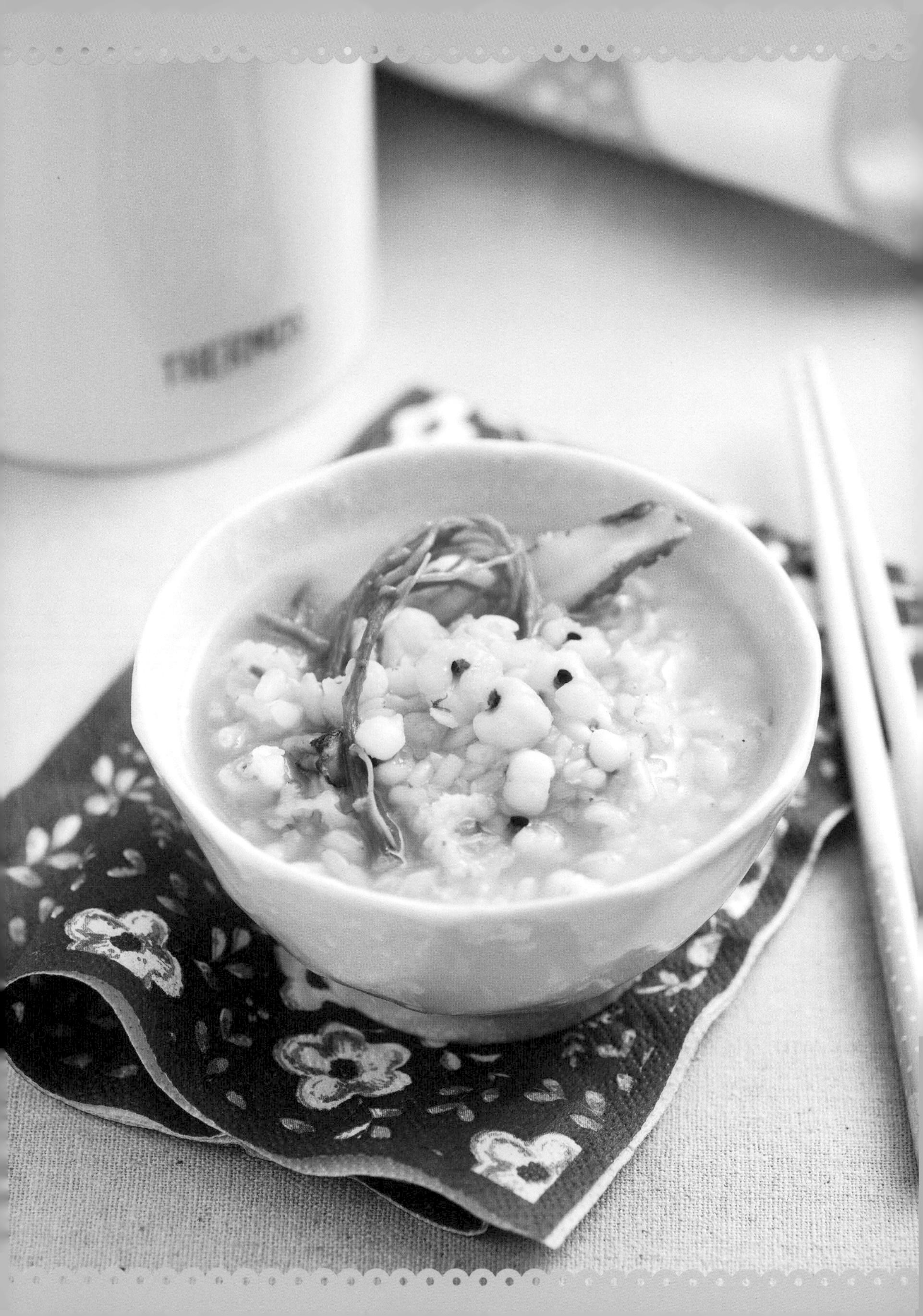

# 糙米薏仁粥

500ml

糙米及薏仁富含B群，纖維質豐富，可幫助排便，
加上參鬚當歸大補氣血。
低熱量，適合不常運動的辦公族當代餐食用。

## 材料

糙米1/3杯、薏仁兩錢、參鬚三錢、當歸一片、高湯適量。

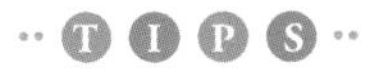

糙米薏仁泡水軟化的步驟可在前一晚準備好。

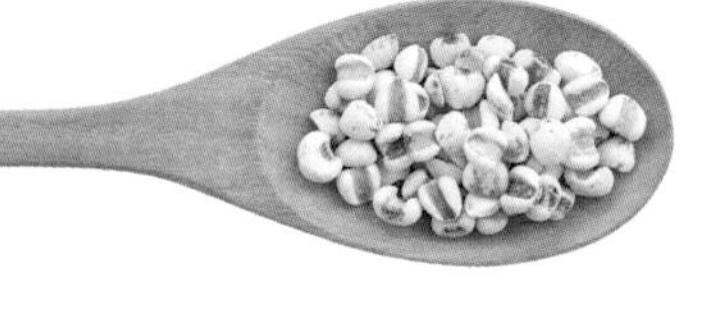

## 做法

1. 食材及藥材均先洗淨，糙米及薏仁泡水軟化。
2. 糙米、薏仁放入罐中用沸水燜十分鐘後瀝乾，將藥材一起放入罐中，注入滾沸高湯至八分滿，將高湯與米飯攪拌均勻，避免米粒沉澱沾黏，蓋上燜燒蓋後上下搖晃數次，燜煮三小時後即可食用。

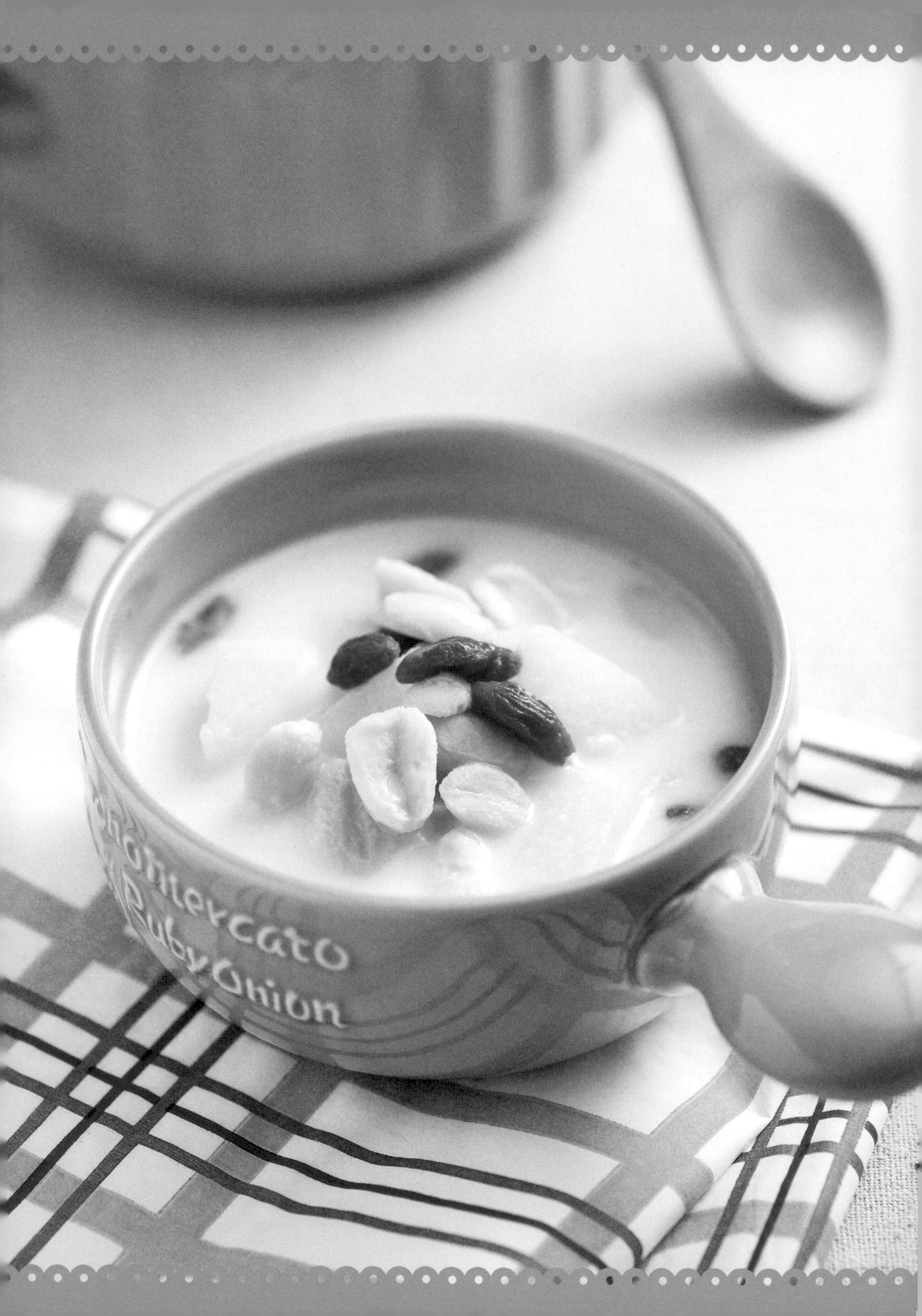

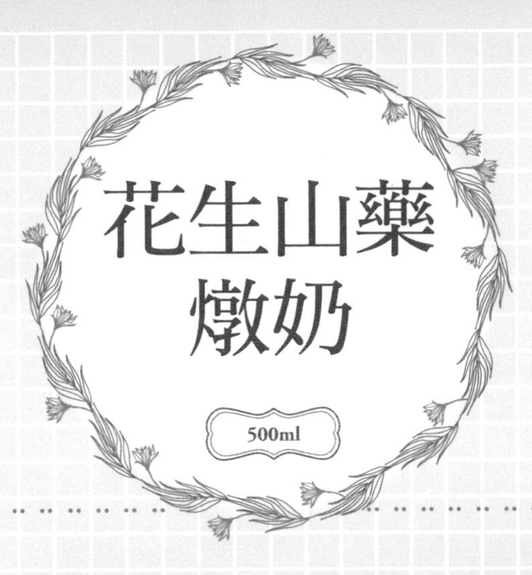

# 花生山藥燉奶

500ml

山藥含天然雌激素。花生含有豐富的蛋白質及油脂，
能健脾通乳，兩者結合不僅能讓胸圍挺拔，
更能讓女性體內五臟運行順暢。

## 材料

熟花生仁（去皮）兩匙、鮮山藥100公克、枸杞兩錢、鮮奶300毫升。

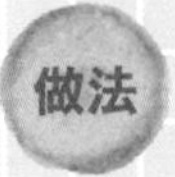

## 做法

1. 山藥削皮，洗淨、切丁。
2. 將所有食材放入燜燒罐預熱，滾沸鮮奶再注入罐中，
燜煮一小時即可食用。

TIPS

♪ 快速方便法：可用罐頭花生仁加奶粉
兩大匙及上述藥材沖泡沸水燜煮。

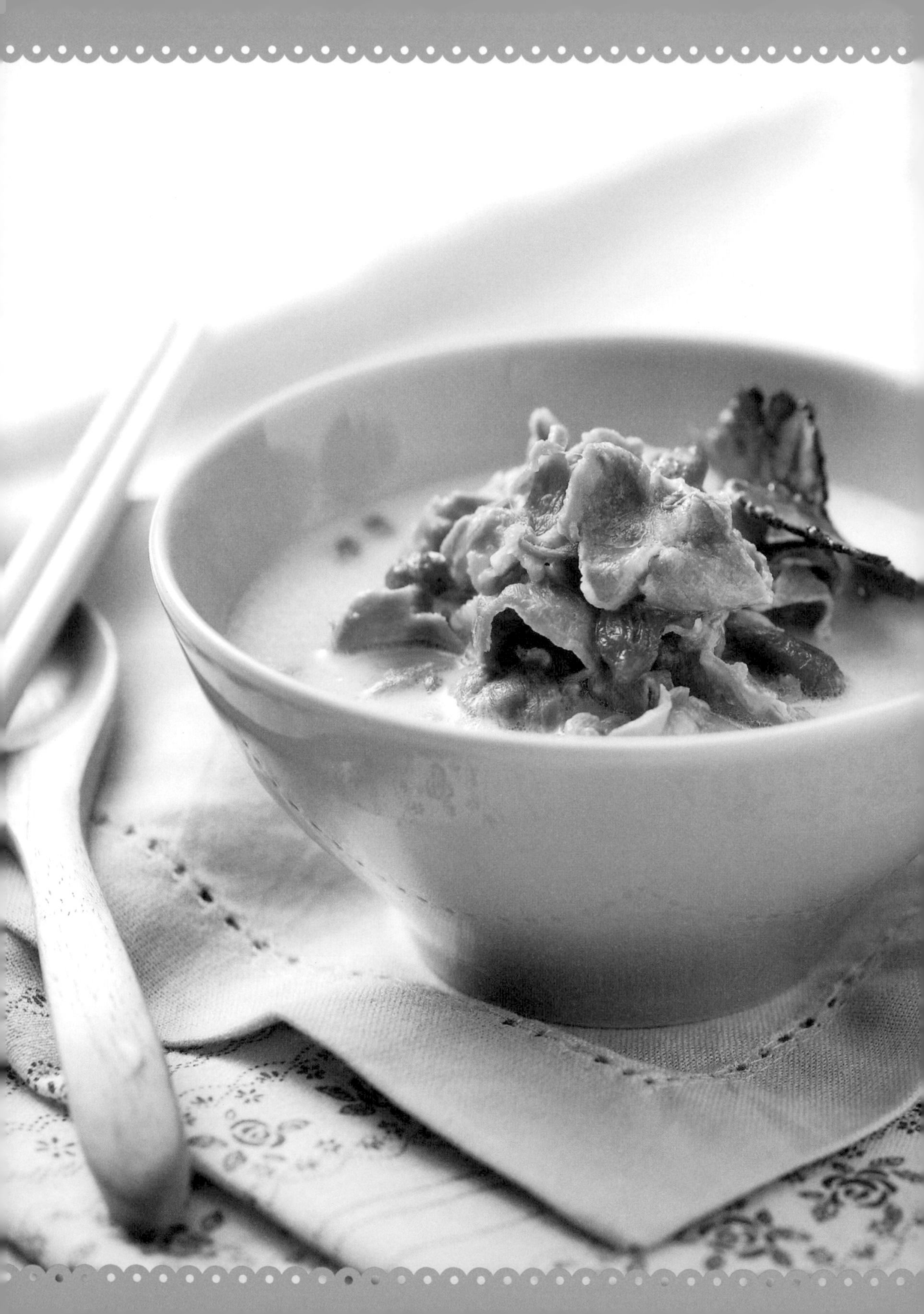

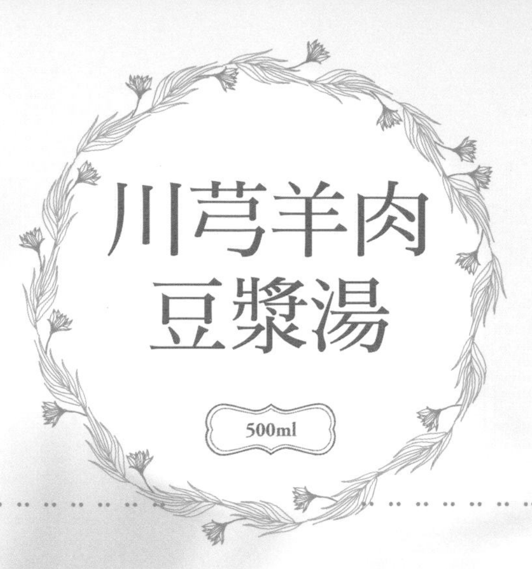

# 川芎羊肉豆漿湯

500ml

羊肉性甘溫，黃豆製品能調節女性荷爾蒙。
適合身材瘦小，易四肢冰冷者。
平時當正餐食用，可溫暖血氣、豐潤身材。

## 材料

羊肉片100公克、枸杞兩錢、川芎一片、
豆漿300ml、米酒一匙、鹽巴少許。

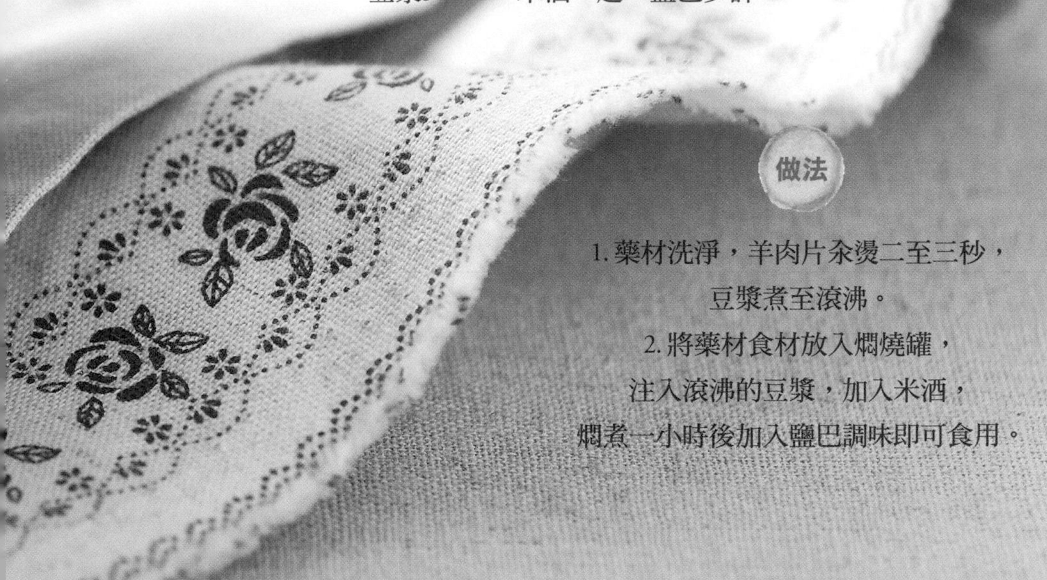

## 做法

1. 藥材洗淨，羊肉片汆燙二至三秒，
豆漿煮至滾沸。
2. 將藥材食材放入燜燒罐，
注入滾沸的豆漿，加入米酒，
燜煮一小時後加入鹽巴調味即可食用。

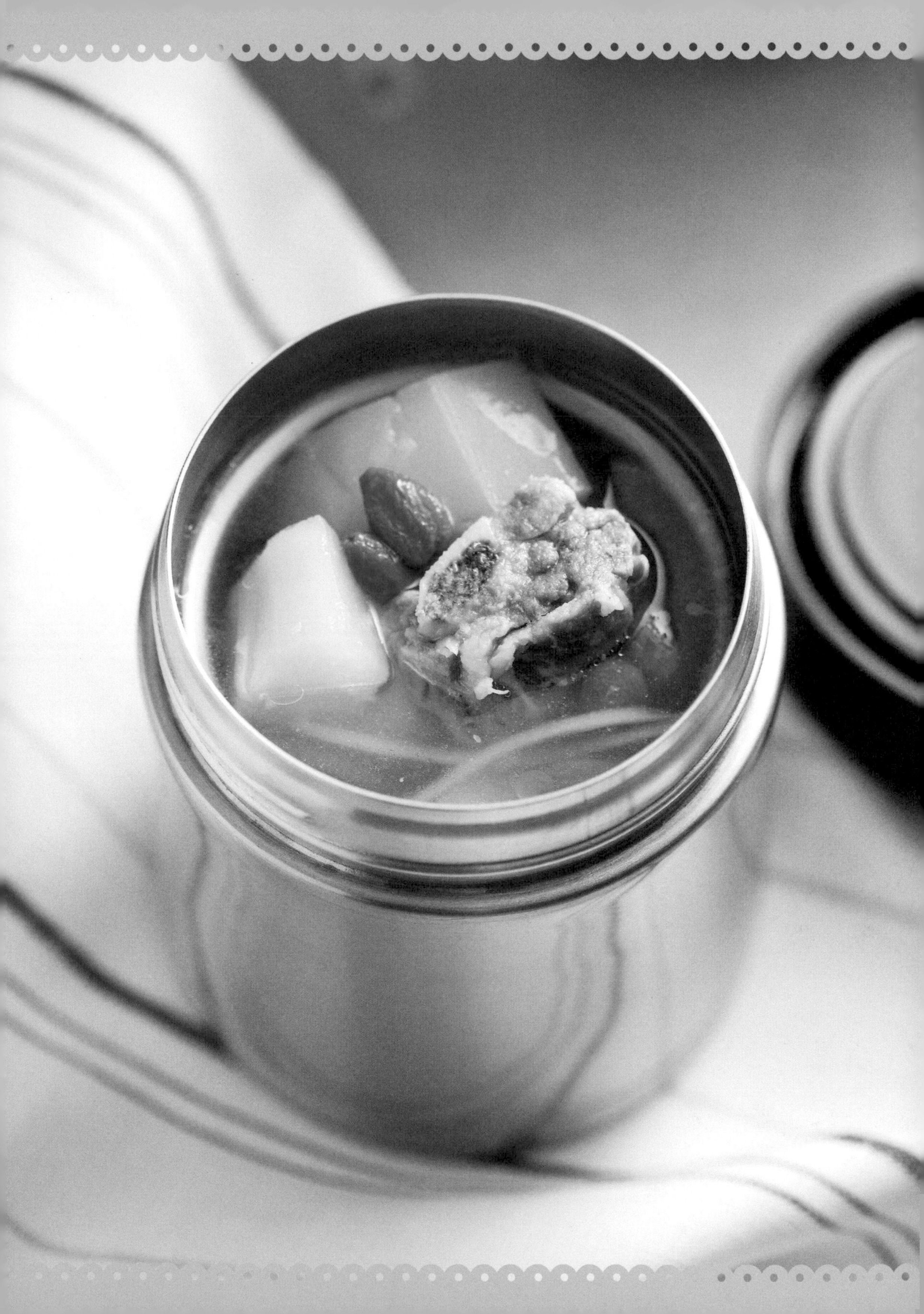

# 青木瓜排骨湯

720ml

青木瓜蛋白酶含量高，約是成熟後紅木瓜的兩倍，
木瓜酵素中的豐胸激素及維生素A等養分，
能刺激女性荷爾蒙分泌，使乳腺暢通，
有助青春期少女乳房發育及哺乳中的婦女發奶。

### 材料

排骨150公克、青木瓜150公克、枸杞兩錢、薑絲及鹽巴適量。

**TIPS**

♪ 本料理雖有豐胸作用，但食療須長期食用，才能看見效果。

### 做法

1. 排骨洗淨汆燙，青木瓜洗淨，兩者均切成小塊。
2. 將所有材料放入燜燒罐中，注入滾水，預熱一分鐘後瀝乾。再次注入沸水至八分滿，加入薑絲，關緊罐蓋後上下搖晃，燜煮兩小時。加鹽巴調味即可食用。

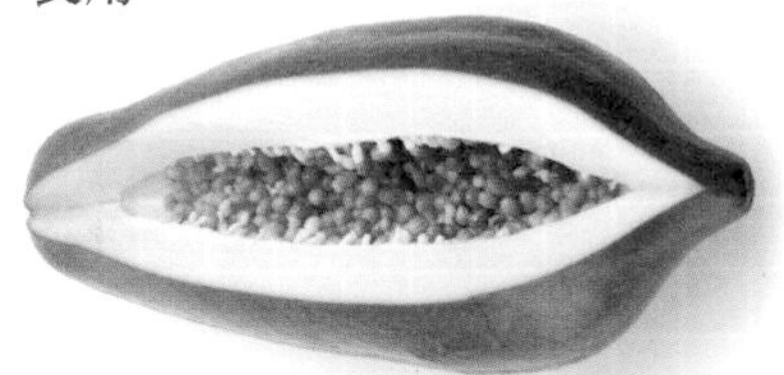

青木瓜 ©富爾特數位影像

# 女人，妳可以優雅度過更年期

更年期是進入老年期的一個過渡階段，女人開始進入不能生育的時期，發生年紀大約在45到55歲，因雌激素減少，包括皮膚、外觀及體力的老化，都會在這十年間逐漸加快。

門診中常見到更年期前後的女性，老覺得自己全身不對勁，遊走在中西醫不同科別，筋骨痠痛就去看骨科或找中醫針灸，月經期混亂就到婦產科報到，有睡眠障礙或情緒不穩定，就求助精神科——經常看了許多醫生，卻未能得到根治。

我會建議這樣的女性去驗血，往往會發現：林林總總的症狀，原來是更年期障礙，因為荷爾蒙低下所造成的問題。許多人擔心任意補充荷爾蒙會導致婦科癌變，其實只要在合格醫師的監控下，不要攝取過量，針對個別體質調養，持續用天然食材調整肝腎，就能緩和停經所帶來的種種不適。

肝主筋，腎主骨，肝腎主宰全身筋骨靈活度，肝腎健康會影響衰老程度，所以更年期女性的保養，主要從滋陰補腎，護肝理氣以及安神的方向著手。更年期代表生殖系統老化，腎氣已經衰弱，對身體是一個警訊。腎氣掌管女性荷爾蒙，擔負著強化免疫力、膽固醇正常化、骨骼代謝等責任，是維持生命不可或缺的重要角色，對精神的安定也有很大的作用。腎主骨，又主腦髓，要回春抗衰老，補腎是首要任務，同時可健腦、強腰膝。

我發現更年期前後的婦女，經常也是使用保健食品的大宗，常常來門診看病時，就帶著琳琅滿目的保健品來諮詢。這些保健品有許

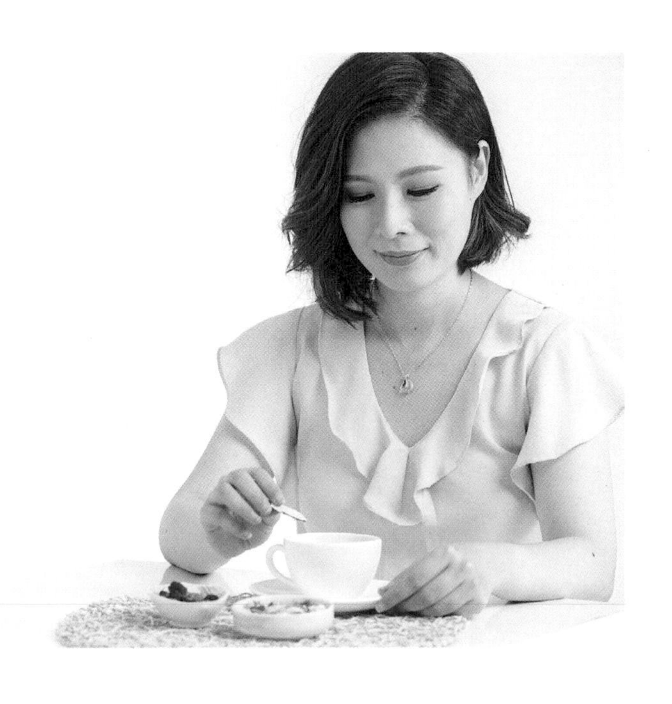

多成分重複，攝取過多反而增加身體負擔。其實只要把握以下幾大原則，就可以聰明選擇適合的天然食材和補充品來滿足身體需要。

如果有骨頭痠痛或骨質疏鬆的問題，除了補充常見葡萄糖胺或維骨力等保健食品外，必須從補充腎氣著手，例如龜鹿二仙膠、大補精髓，可促進成骨細胞增殖，抑制破骨細胞活性，料理時可搭配雞腳、豬腳、蹄筋等食材，除了補充身體的膠原蛋白，也有助於美容養顏。

不過只是一味補鈣，身體未必能夠吸收，在食用小魚乾、牛奶、鈣片等天然鈣質外，還要多補充維他命C、維他命D，同時記得要曬太陽。而本身就富含維他命D和維他命K的高麗菜，也是很好的食材。此外，可以加入一些補腎的藥材，讓鈣質能夠經由腎氣系統的提升，幫助補充全身的骨本。

更年期女性最常見的問題就是失眠，對治失眠的著名方劑為甘麥大棗湯，不但滋陰潤燥，對更年期失眠也很有效，這道滋味甘甜的飲品，可以做為補腎安眠的日常茶飲，非更年期女性也可以飲用，有助安神。

腎水不足的人，更年期容易出現潮紅、心煩氣躁、虛火旺盛等不適症，這些女性多半體型瘦小、不愛活動、個性內向，常伴有腎虛、火氣大、心火躁動、腎精不足、煩躁不安、情緒起伏明顯等症狀。

如果有潮紅燥熱的問題，就要用滋陰清熱的食材來調理，更年期肝腎虧虛，容易出現腰膝痠軟或骨骼流失的現象，又因女性荷爾蒙

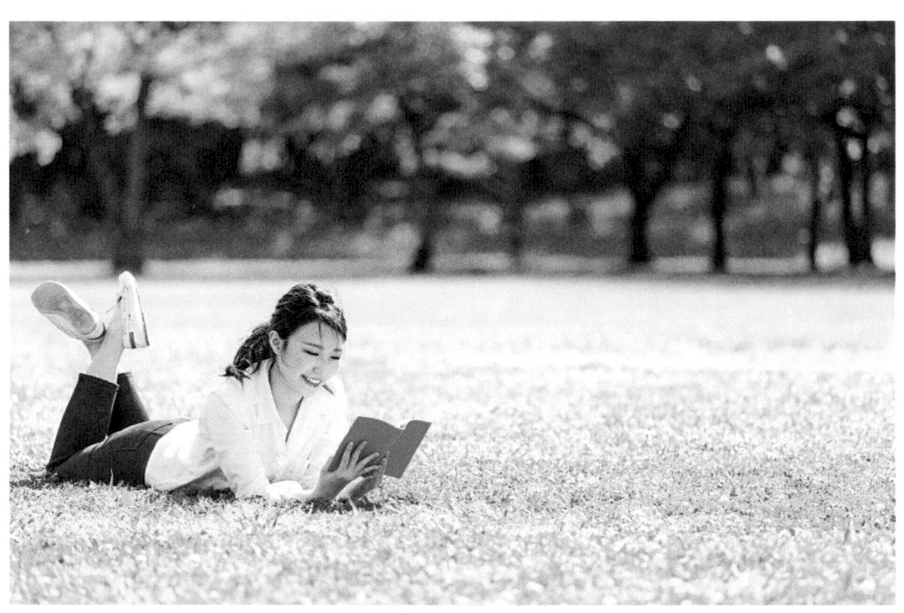

更年期前後的婦女在食用小魚乾、牛奶、鈣片等天然鈣質外，還要多補充維他命 C、維他命 D，同時記得要曬太陽。

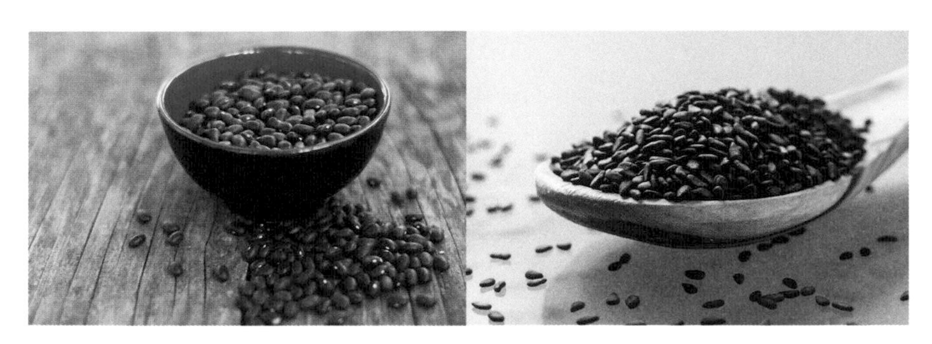

補腎建議多攝取深色食材，如黑豆、黑芝麻可補虛勞羸弱。

大大減少，皮膚膠原蛋白流失，皮膚暗沉，甚至夜晚性致缺缺、私密處乾澀，這都是肝腎陰虧的老化現象。要補充荷爾蒙的食材，如潤膚的燕窩、雪蛤都是很好的選擇，而港式煲湯常見的花膠更是可以大量補膠原蛋白、益肝顧腎的好食材。

至於肝鬱氣滯者，年輕時就比較會有月經脹痛或月經不順的現象，有些人還會伴隨嚴重失眠、心悸等更年期症狀，這類型女性因長期久坐辦公室，容易傷氣，氣傷則氣虛，加上思慮過度導致的肝鬱氣滯，進而損傷了臟腑。

補腎建議多攝取深色食材，如黑豆、黑芝麻、烏骨雞、海參等，可補虛勞羸弱。何首烏、杜仲、枸杞、山藥等，是補腎的好藥材，其中燉補的肉品建議選用色黑入腎的烏骨雞，雞肉性平和，味甘，入肝經，具有滋陰清熱、補肝益腎的效果。

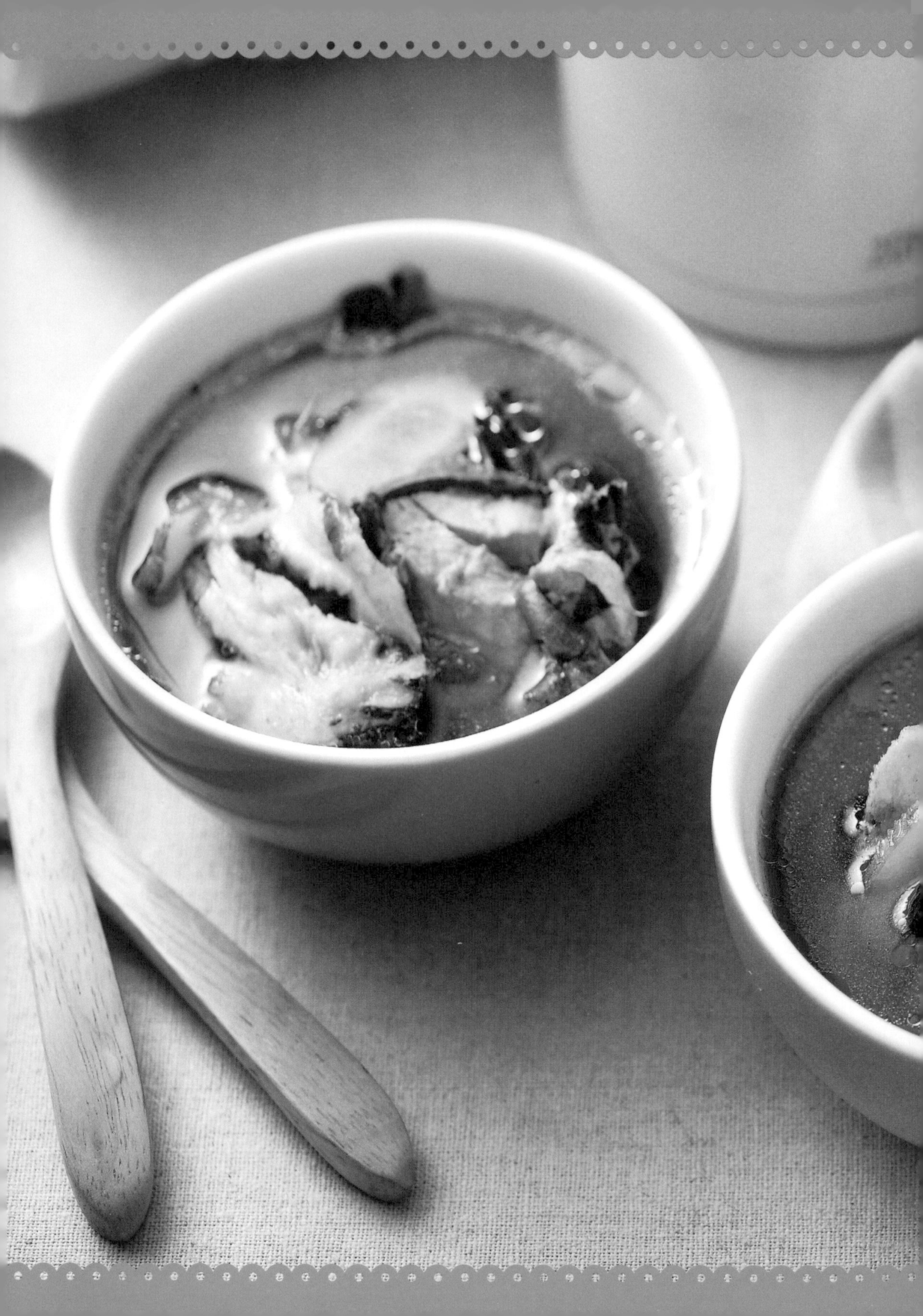

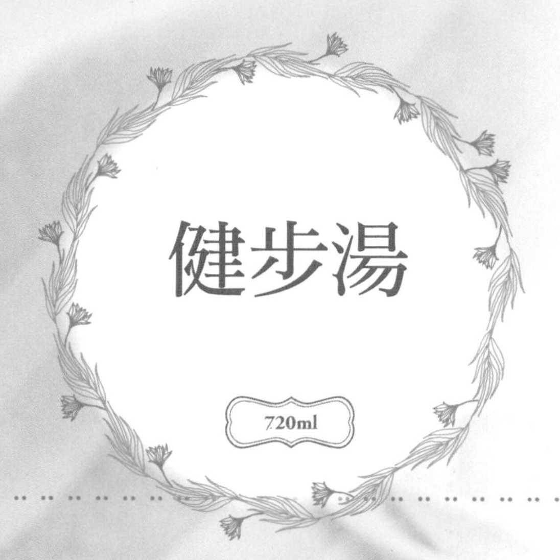

# 健步湯

720ml

杜仲牛膝是常見補腎強腰膝的藥物，
可防止骨質疏鬆、關節退化。
年老者可常食用強健筋骨。

## 材料

當歸一片、杜仲三錢、牛膝三錢、
烏骨雞肉150公克、米酒一大匙、
高湯適量、鹽少許、薑片兩片。

## 做法

1. 雞肉切小塊、汆燙；藥材洗淨，備用。
2. 燜燒罐預熱後倒掉熱水，放入雞肉及調味料，注入沸滾高湯至八分滿，充分攪拌後拴緊罐蓋，燜燒三小時即可食用。

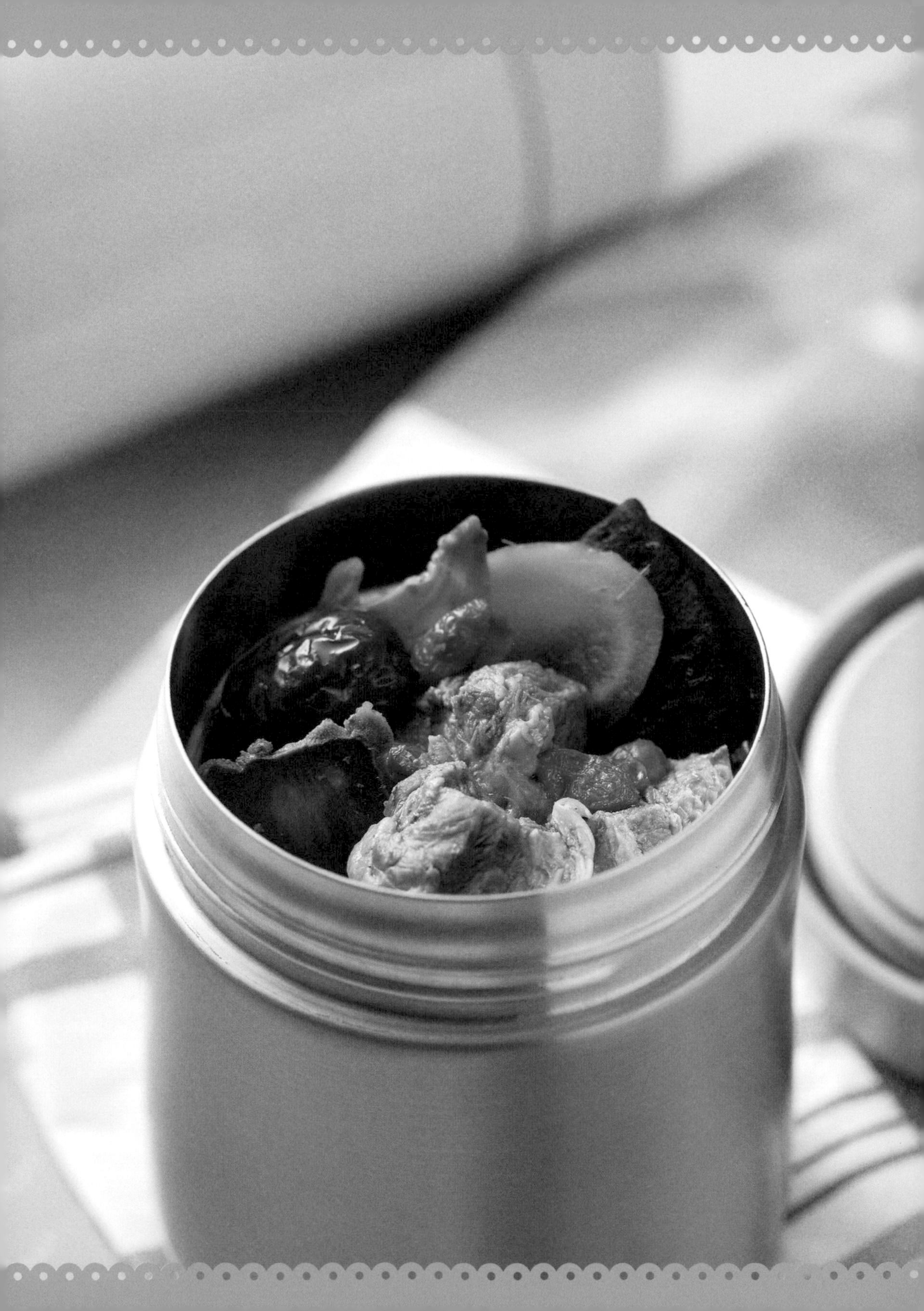

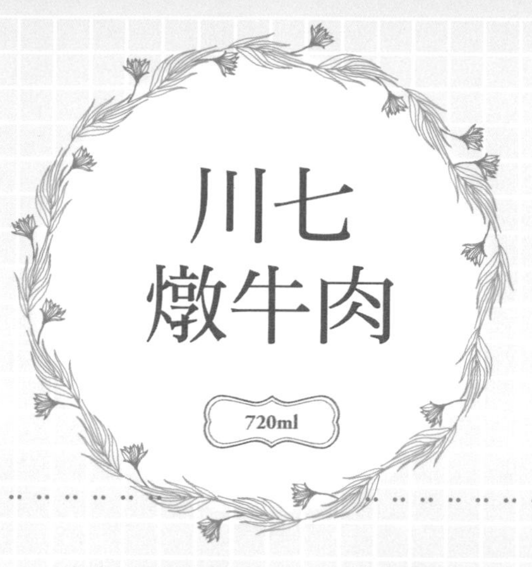

# 川七燉牛肉

720ml

川七可舒筋活血、行氣理氣，
適合筋骨痠痛者或小孩轉骨時食用。

## 材料

牛腩150公克、川七一錢、杜仲兩錢、枸杞少許、紅棗六顆、人參兩片、米酒一大匙、高湯適量、鹽少許、薑片兩片。

## 做法

牛肉切小塊後汆燙，加入藥材洗淨後放入燜燒罐，注入沸水預熱一分鐘後瀝乾，再次倒入滾沸高湯並加入調味料，充分攪拌後蓋緊，燜燒三小時即可食用。

TIPS

- 牛腩可改用牛小排或雞肉、排骨等取代。
- 加入杜仲可幫助堅腎。

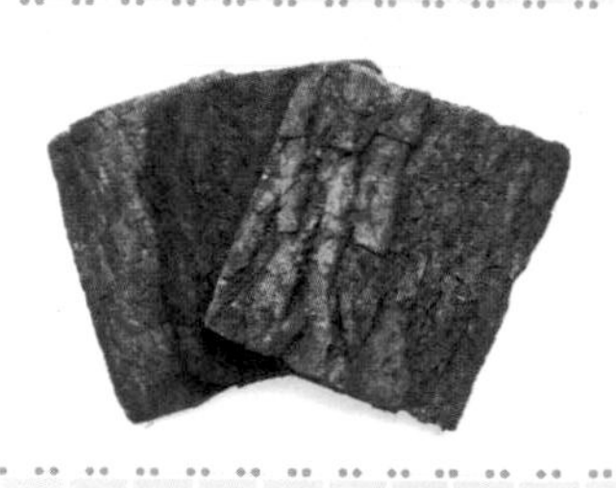

杜仲 ©富爾特數位影像

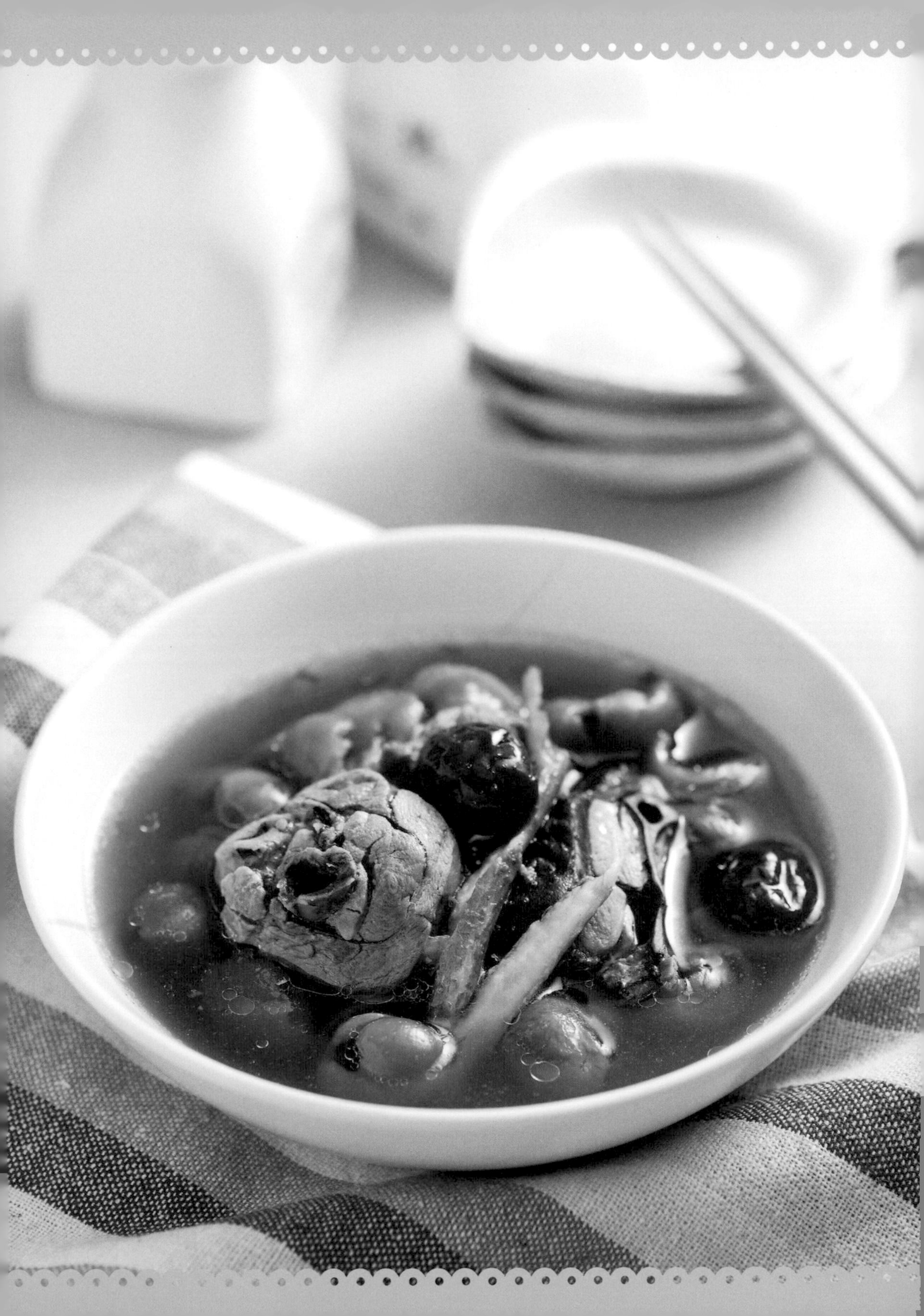

# 龜鹿二仙湯

720ml

治療骨質疏鬆，常用龜鹿二仙膠做成各種劑型，
做為補養食療之用。鹿得天地之陽最全，足以養精。
龜板味甘而平，補心益腎，滋陰資智。
人參枸杞為血氣陰陽交補之劑，適合虛寒體質，
此料理適合骨質疏鬆、衰老者食用。

## 材料

龜鹿二仙膠兩錢、桂圓肉兩錢、紅棗五顆、當歸一片、烏骨雞腿肉150公克、高湯適量。

## 做法

1. 雞腿切小塊後汆燙。
2. 紅棗、當歸洗淨後連同桂圓肉放入燜燒罐，注入沸水預熱一分鐘後瀝乾，加入龜鹿二仙膠、雞腿肉，注入沸滾的高湯至八分滿，充分攪拌後蓋緊，燜燒三小時即可，食用時適量添加鹽巴調味。

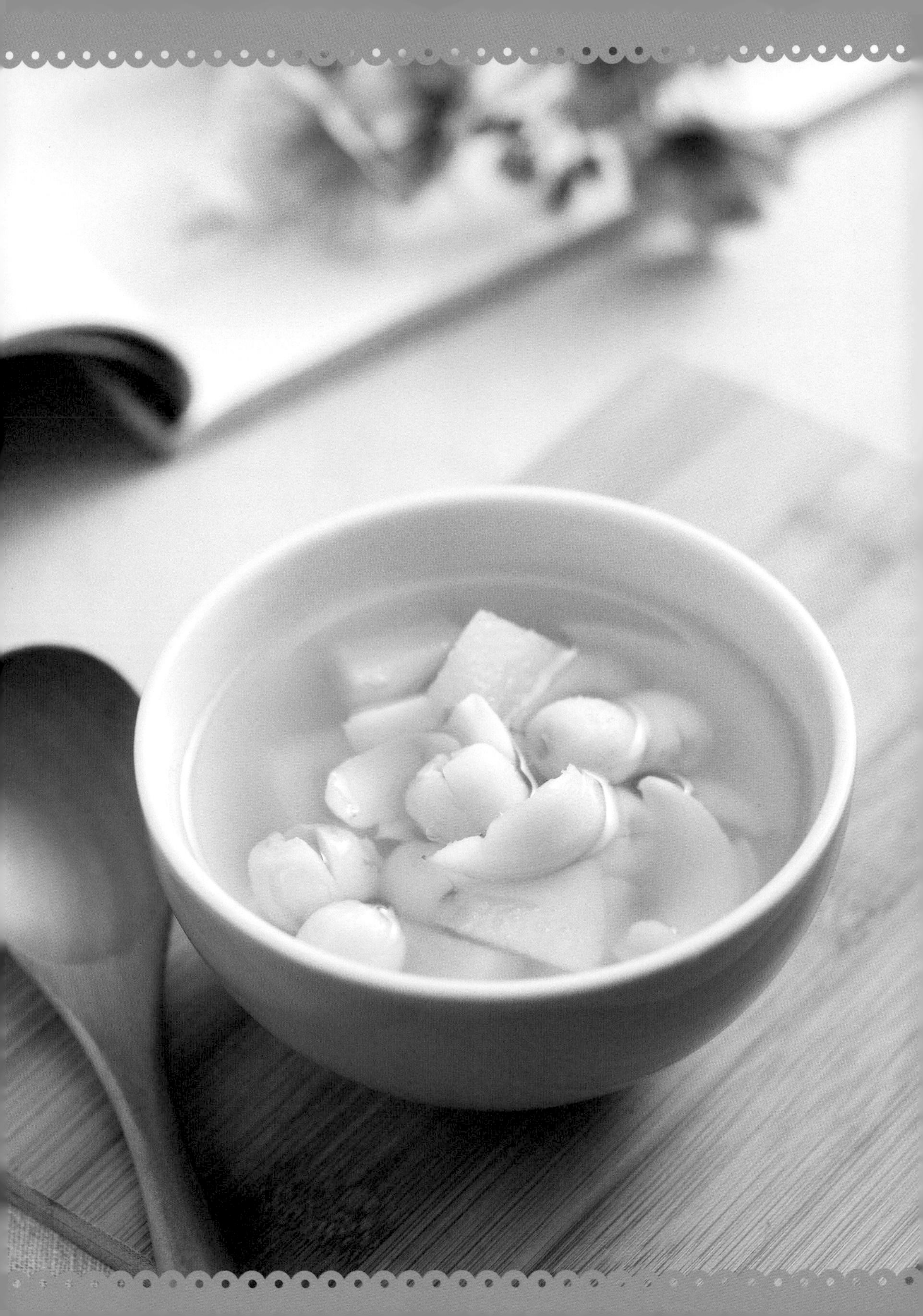

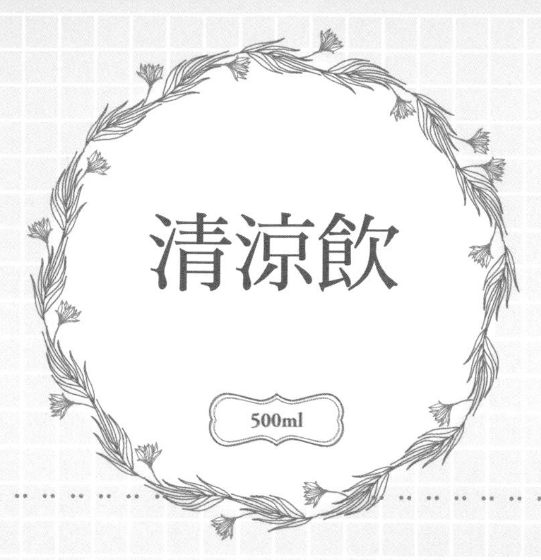

# 清涼飲

500ml

百合安神，蓮子滋補心脾，同用可安眠；
梨子清涼滋陰。此湯飲可改善臉部潮紅、心情煩躁。

## 材料

百合兩錢、新鮮去芯蓮子三錢、雪梨半個、冰糖適量。

## 做法

1. 藥材洗淨，梨子切小塊。
2. 將全部食材放入燜燒罐中，預熱一分鐘後瀝乾，再注入沸水至八分滿，攪拌均勻後蓋緊燜煮一小時，最後加入冰糖即可食用。

TIPS

- 若季節無新鮮蓮子可用乾蓮子取代，燜燒前一晚先泡水軟化。

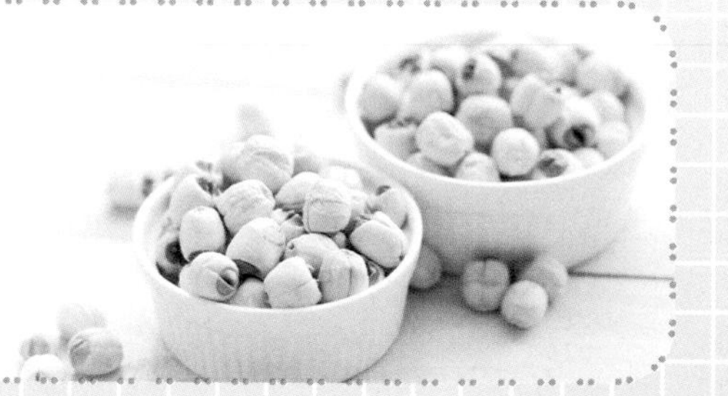

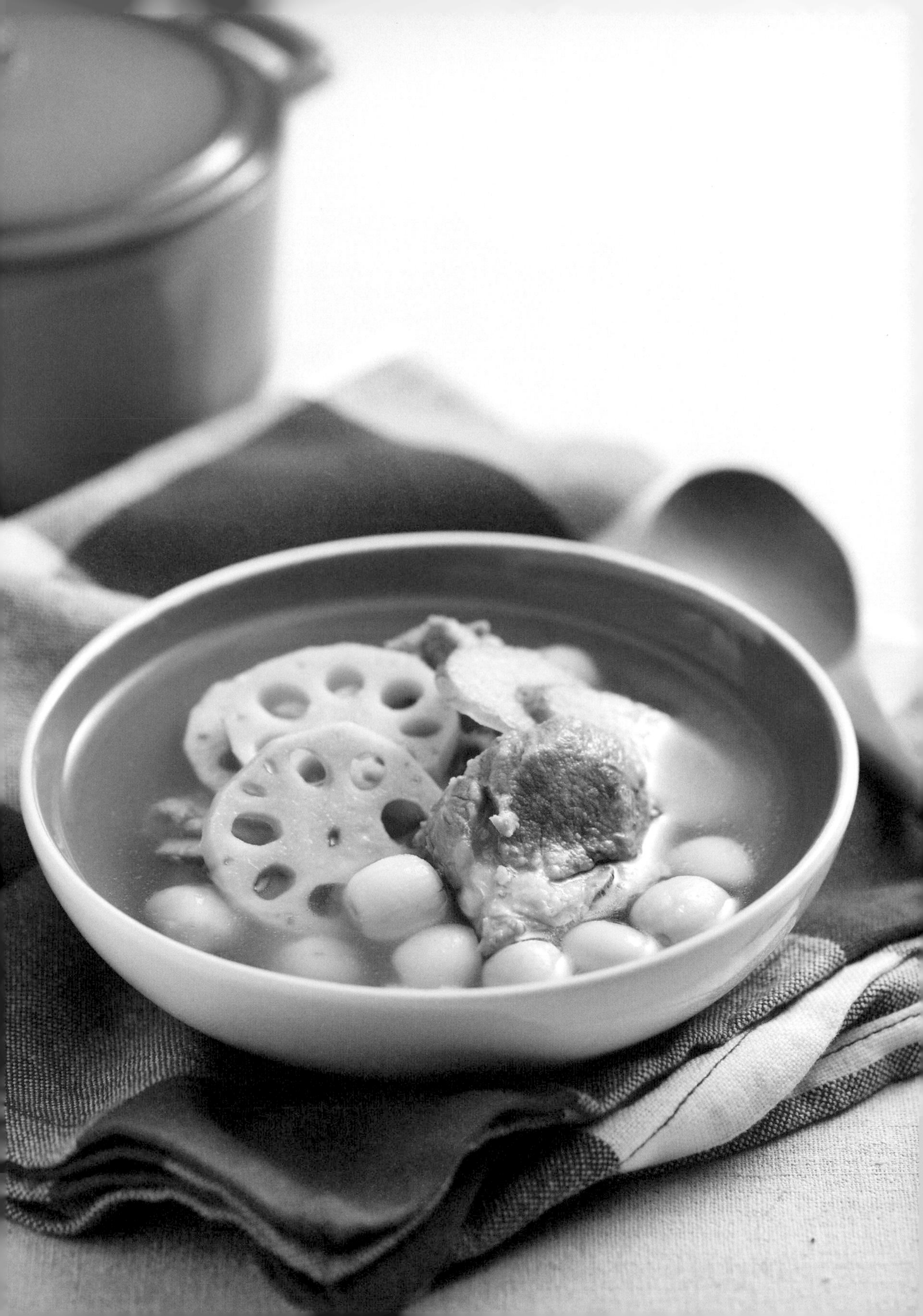

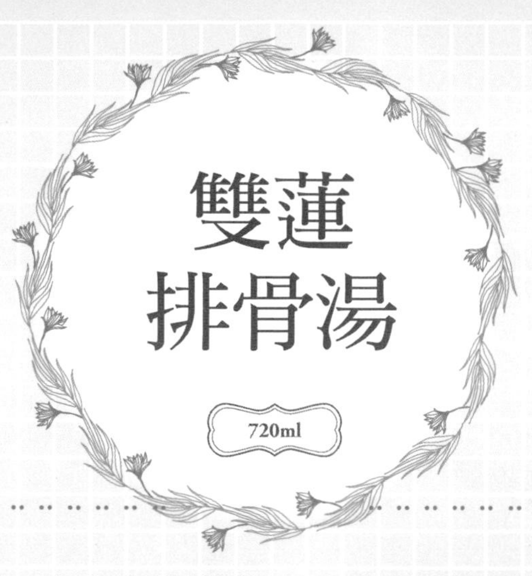

# 雙蓮排骨湯

720ml

適合炎夏，全家的消暑湯品，也適合更年期口乾潮熱，可滋陰涼血、安定心火、幫助入眠。

## 材料

蓮藕100公克、新鮮蓮子五錢、排骨100公克、薑片兩片。

## 做法

1. 蓮藕削皮洗淨切薄片；排骨切小丁汆燙，備用。
2. 將全部食材放入燜燒罐中預熱，一分鐘後瀝乾，再注入沸水至八分滿，加入薑片及鹽巴調味後拴緊蓋子，上下搖勻，燜煮三小時即可食用。

TIPS

若因季節關係無法採購雙蓮，也可單用乾燥蓮子與排骨同煮，可達到同樣效果。

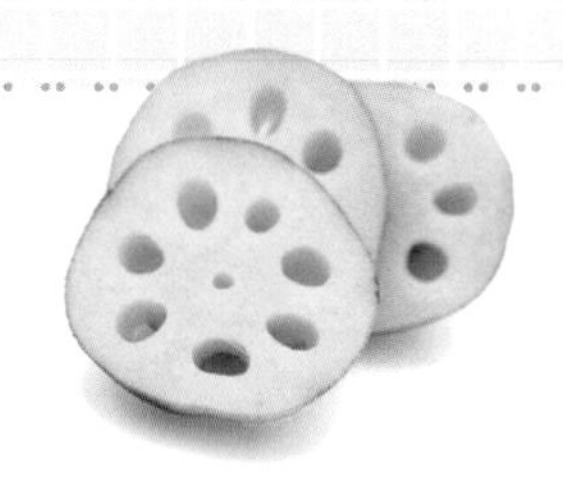

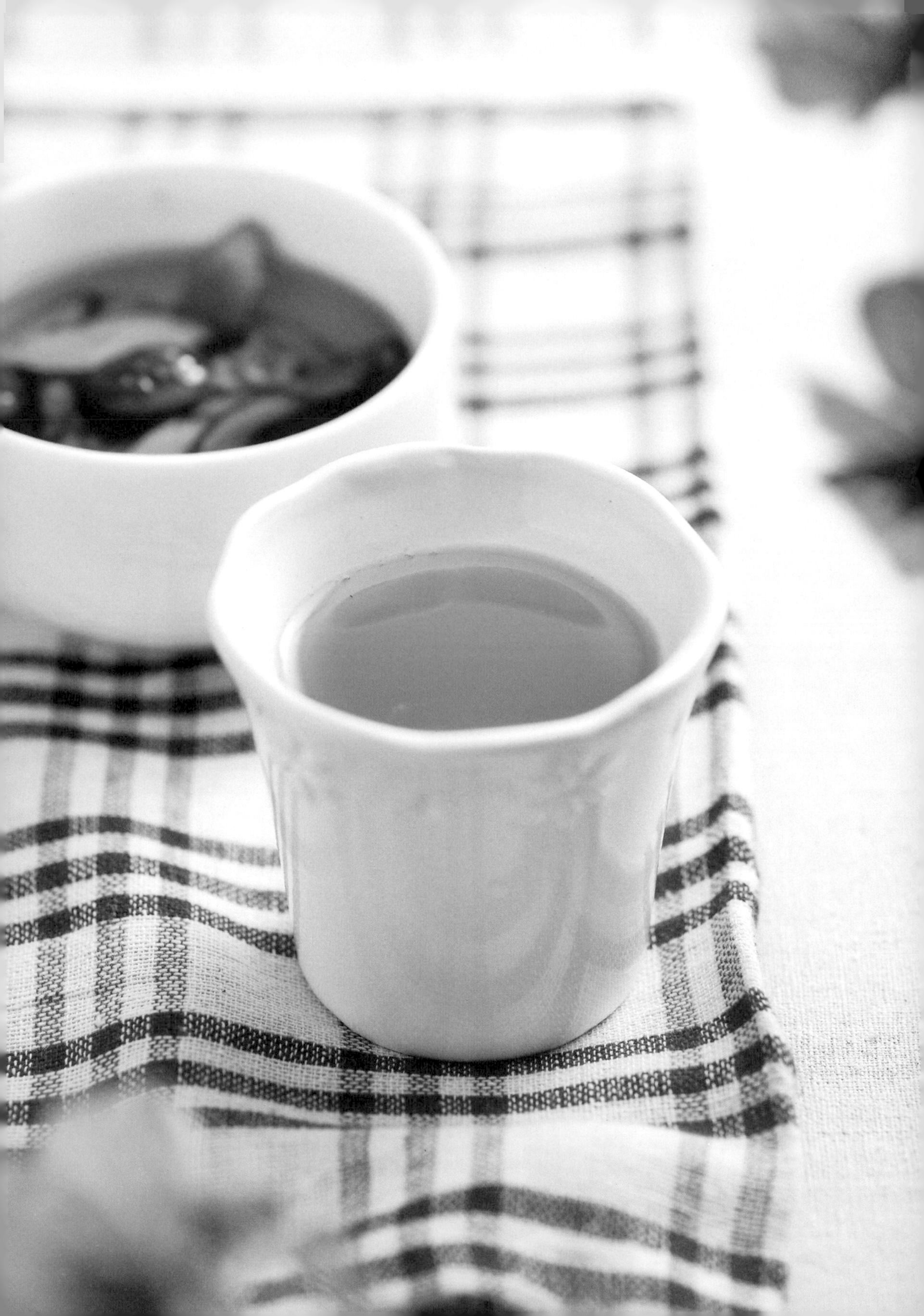

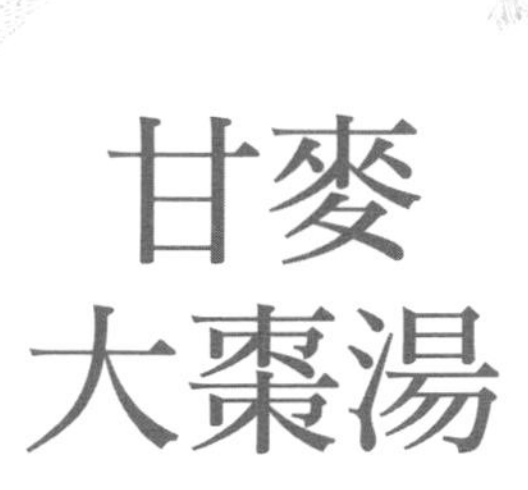

# 甘麥<br>大棗湯

720ml

是中藥方劑，常用於「婦人臟躁的名方」，
可安神、鎮靜，性質不寒不燥。
味道甘甜，可當日常飲品，或當湯底與其他食材同煮。

## 材料

浮小麥一兩、去籽紅棗八顆、甘草兩錢。

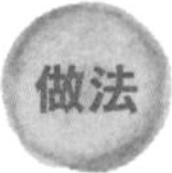

## 做法

藥材洗淨和紅棗放入燜燒罐，預熱一分鐘後瀝乾，
再注入沸水至八分滿，燜煮半小時後即可飲用。

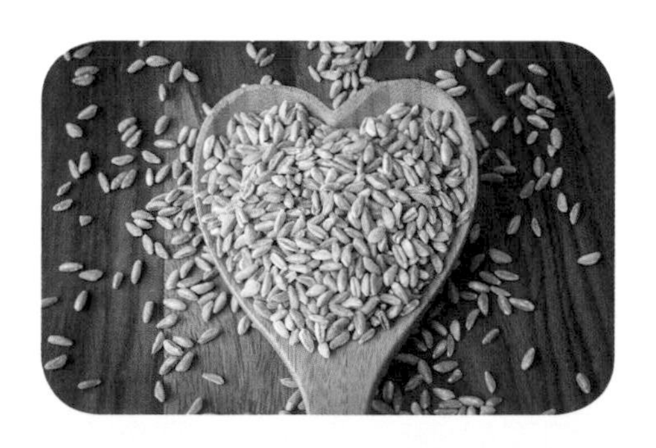

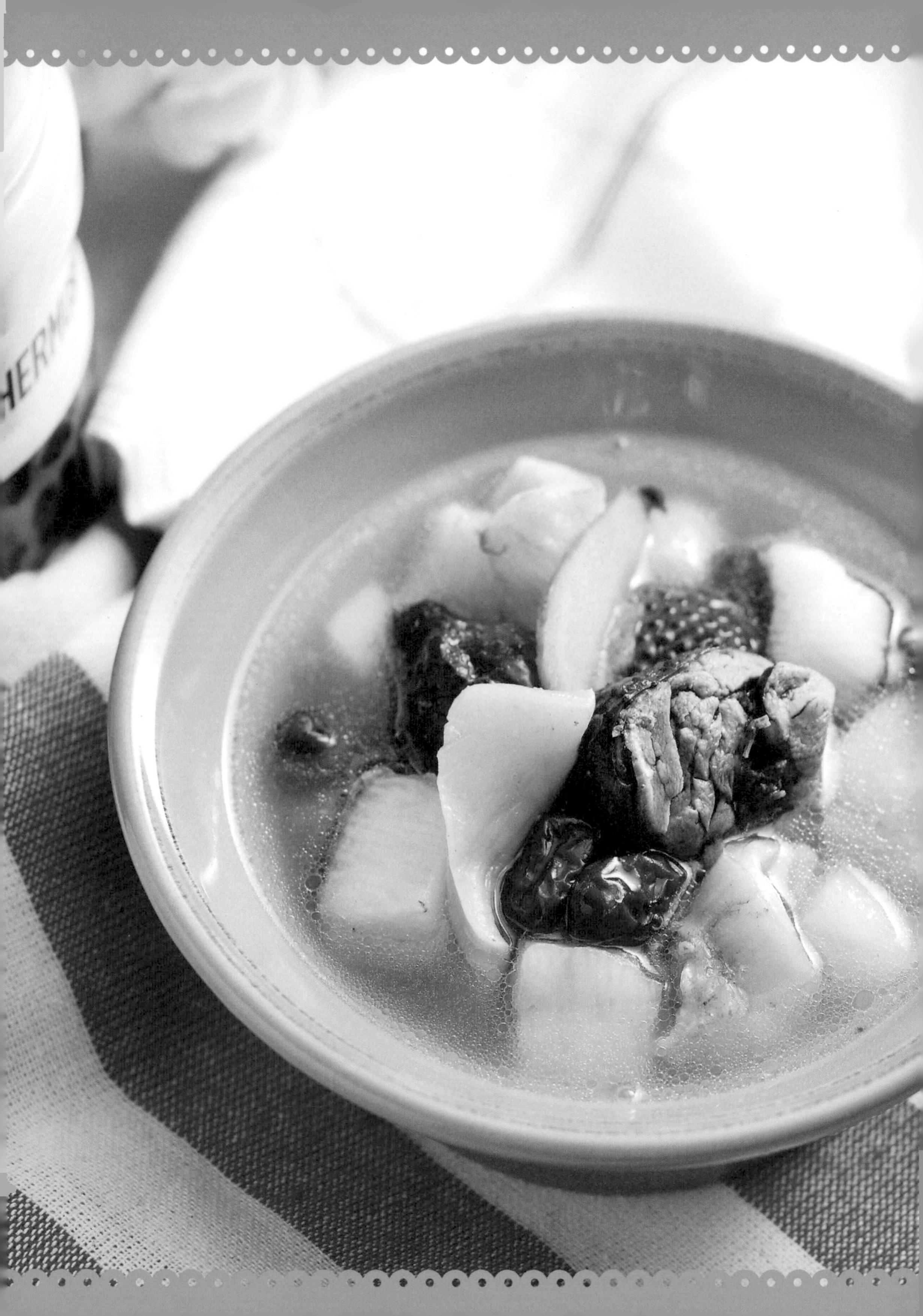

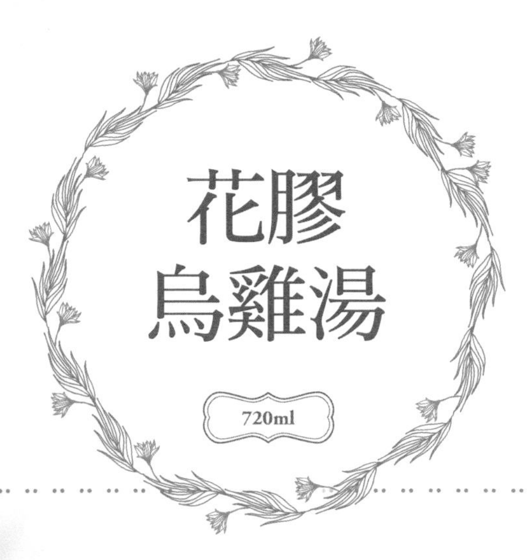

# 花膠烏雞湯

720ml

花膠是傳統名貴食材「鮑參翅肚」中的「魚肚」，
膽固醇極低，可入腎經，滋陰、固本、培元，
是更年期女性補充膠質、鈣質的好食材，
抗衰老，滋養容顏。

## 材料

鮮山藥一兩、花膠一條（約五錢）、紅棗十顆、烏骨雞腿150公克、高湯適量、米酒一匙、薑片2片、鹽巴少許。

## 做法

1. 花膠泡發洗淨後切小條；雞腿切小塊氽燙；山藥削皮切小塊，備用。
2. 將花膠及山藥放入燜燒罐，注入熱水預熱後瀝乾，再加入雞腿肉、調味料及滾沸的高湯，上下搖晃拌勻後燜煮三小時即可食用。

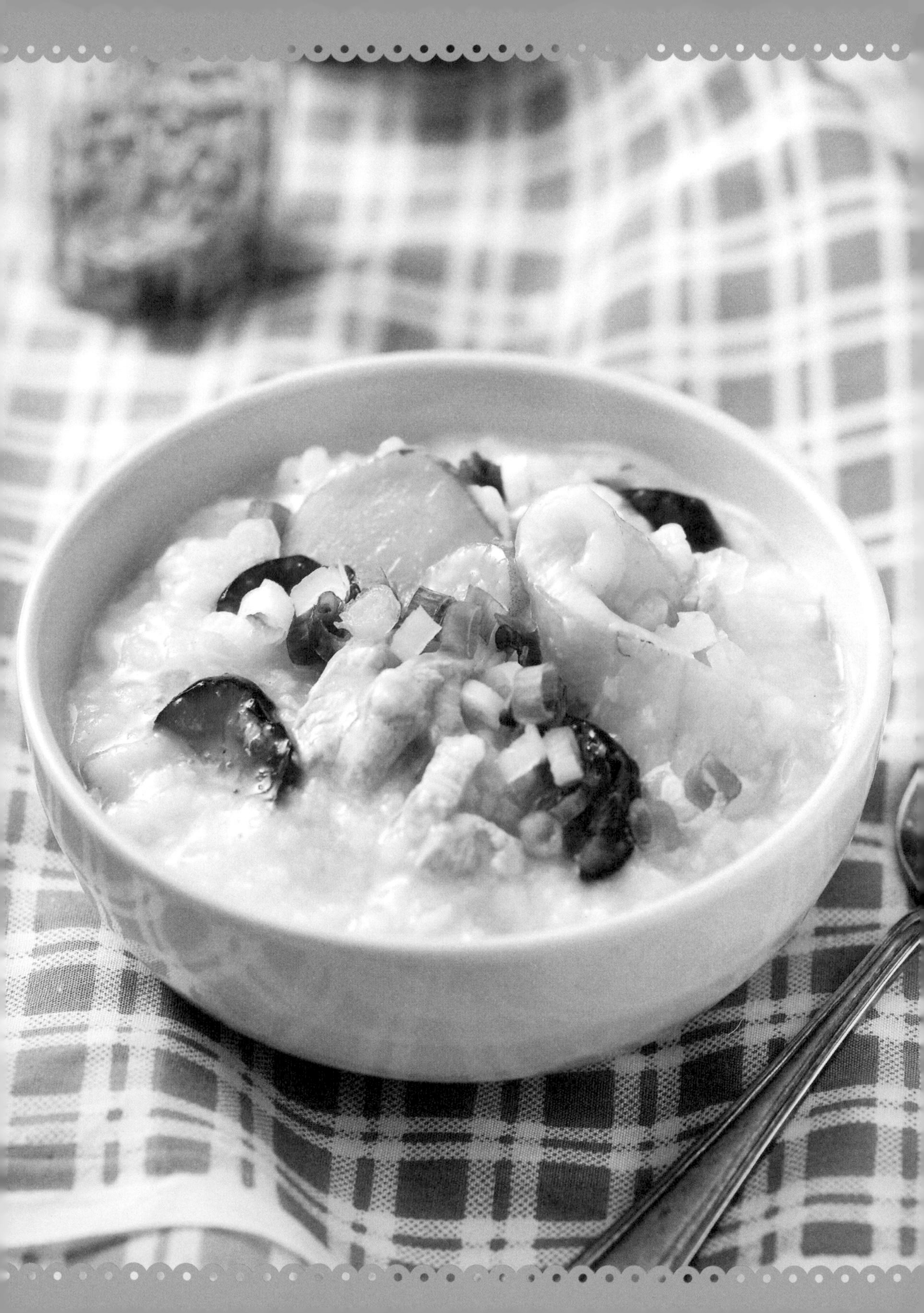

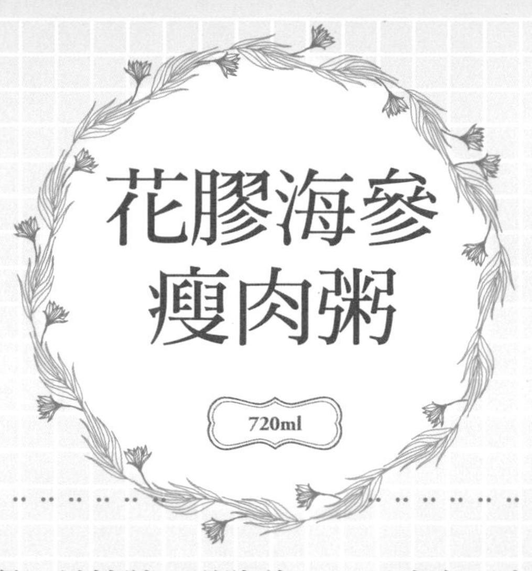

# 花膠海參瘦肉粥

720ml

海參補腎、益精髓、滋陰養血，且本身不含膽固醇，
適合調理更年期乾燥、氣血虛弱的問題。
偕同花膠補充膠質，是可用於各年齡層滋養的美容聖品。

## 材料

花膠一條（約五錢）、海參50公克、瘦肉50公克、白米100公克、
高湯適量、鹽巴、蔥花、薑片各適量。

## 做法

1. 花膠先泡發洗淨切小條；瘦肉、海參洗淨汆燙切小條。
2. 將食材放入燜燒罐預熱一分鐘預熱瀝乾，再放入調味料及沸滾的高湯，拴緊蓋子後上下搖晃均勻，燜燒三小時後即可食用。

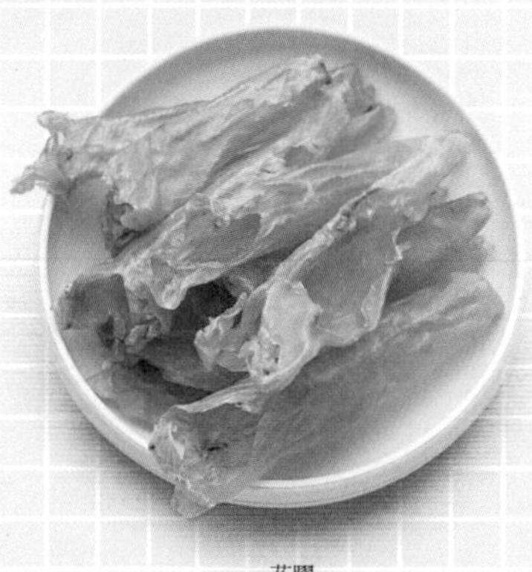

花膠

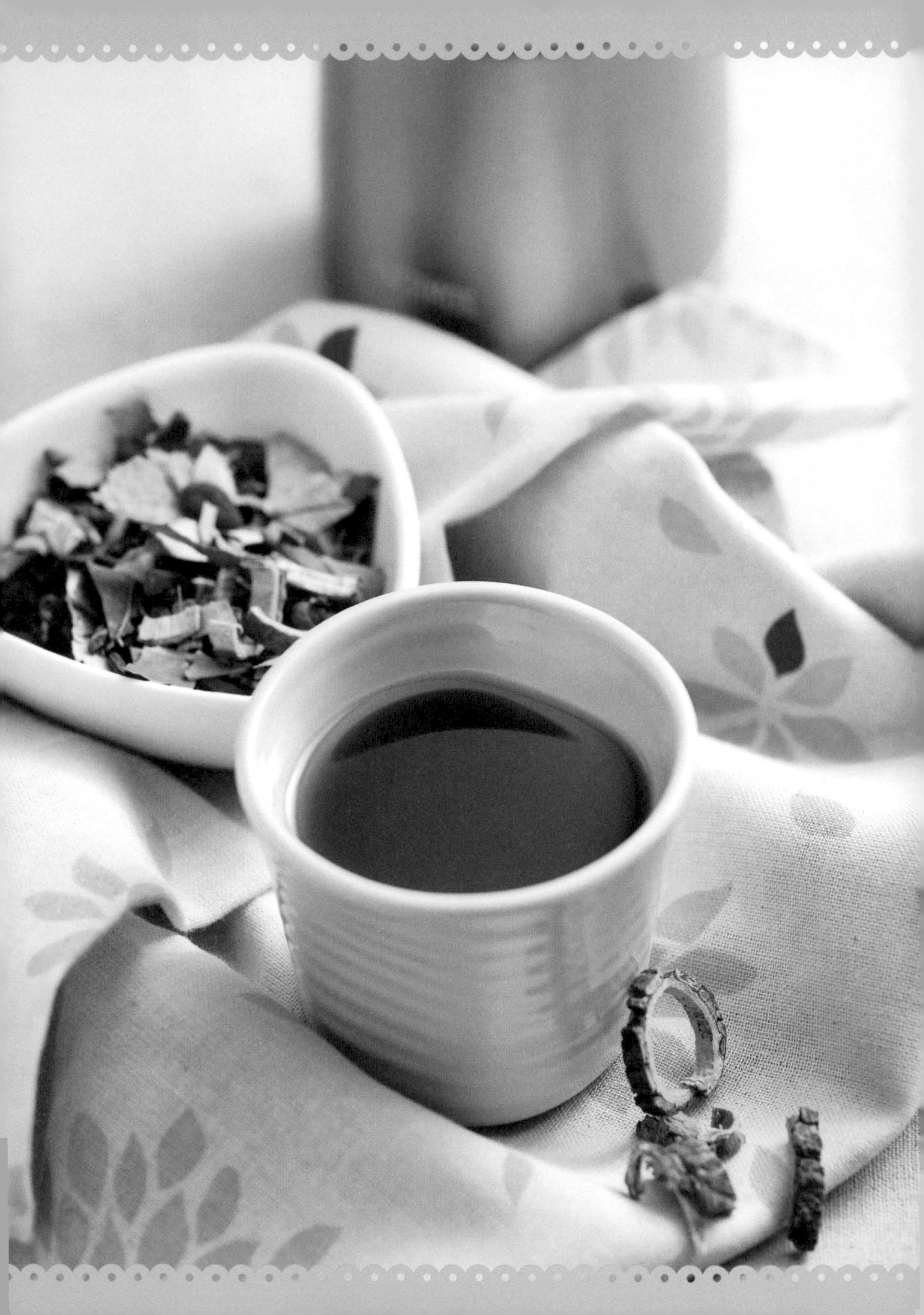

# 幸福
# 合歡茶

500ml

許多更年期婦女或忙碌的上班族女性，
因荷爾蒙變化或壓力大、身心疲憊，
導致陰道乾澀、性慾低落，中醫的性福門診中，
複合式療法常以此道茶飲輔助有相關困擾的女性，
藉以補腎，同時加強骨盆腔氣血循環，放鬆情緒。

## 材料

合歡皮兩錢、枸杞一錢、女貞子兩錢、桂圓三錢、淫羊藿0.5錢。

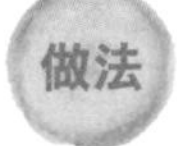

## 做法

藥材洗淨後裝入濾紙袋再放入燜燒罐，倒入熱水預熱一分鐘後瀝乾，再注入沸水至八分滿，燜燒半小時後即可食用。

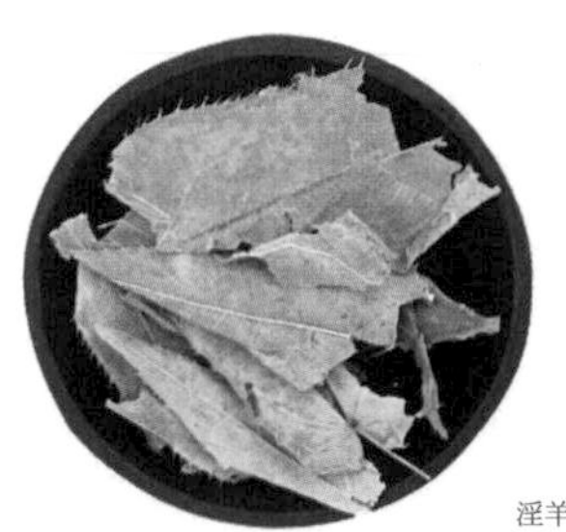

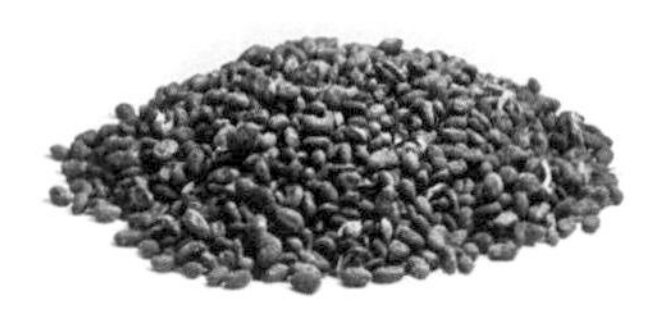

淫羊藿和女貞子

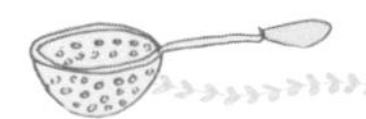

## 骨盆腔調理，從此不再有難言之隱！

女性骨盆腔裡有許多重要器官，如膀胱、子宮、大腸、小腸等，囊括了生殖及排泄等器官，而便秘、經痛、帶下、尿道發炎等問題，都是骨盆腔常見的困擾。

許多女孩子沒有運動習慣或工作關係憋尿，長時間久坐，又愛穿短褲露肚裝，一旦受寒，就容易導致慢性骨盆腔發炎，如膀胱炎、尿道炎等婦科問題，或是臟器蠕動過慢，導致循環不良，形成脹氣、便秘。

便秘又分實秘、虛秘，實秘者大便硬，常見於習慣熬夜、嗜吃重口味或面紅煩躁的人，常用大黃、決明子來通腑瀉熱，飲食上建議

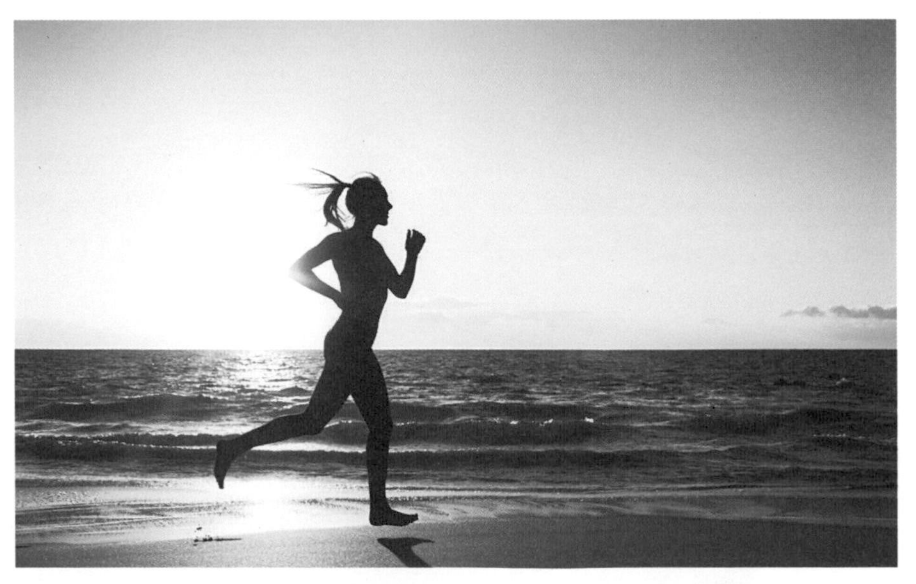

肚皮舞、瑜伽、慢跑等運動都能減少骨盆腔因循環不良造成的問題，免除許多女性的困擾。

多攝取高纖維質的蔬果，不過要注意一旦排便通暢後，要立即停止用藥，以免傷害腸胃。

女性常見腸子無力的虛秘，尤其是嗜吃冰冷、不愛運動的人，經常容易腹脹，如廁需要用力，這時適合補氣潤腸，用黑芝麻、核桃等富含油脂的種子潤下，同時補氣幫助促進腸胃蠕動速度。

此外，骨盆腔受寒也容易造成婦科疾病，最常見的就是經痛、月經血塊、經絡不暢通或反覆發炎、容易有帶下等，嚴重者可能引發腫瘤或不孕等問題。一年四季都應該保持腰腹溫暖，建議常泡澡或利用熱吹風機熱熏肚臍周圍的穴道，如肚臍正下方的關元穴、氣海穴，以及臍旁的天樞穴、帶脈穴等。

女性宜常用暖性行血藥材，如當歸、丹參、黑糖、老薑等物，而補脾收澀的四神湯則可幫助解決惱人白帶，也是不錯的選擇。肚皮舞、瑜伽、慢跑等運動都有助骨盆腔活動，此外，保持下半身通風、少穿緊身褲、勿過度食用生冷瓜果，都能減少骨盆腔因循環不良造成的問題，免除許多女性的困擾。

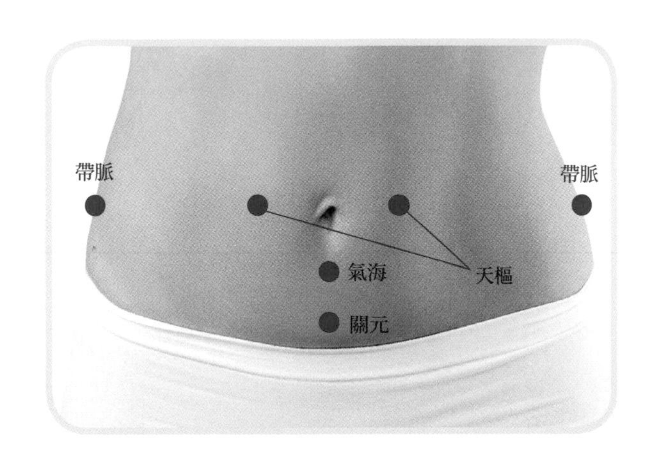

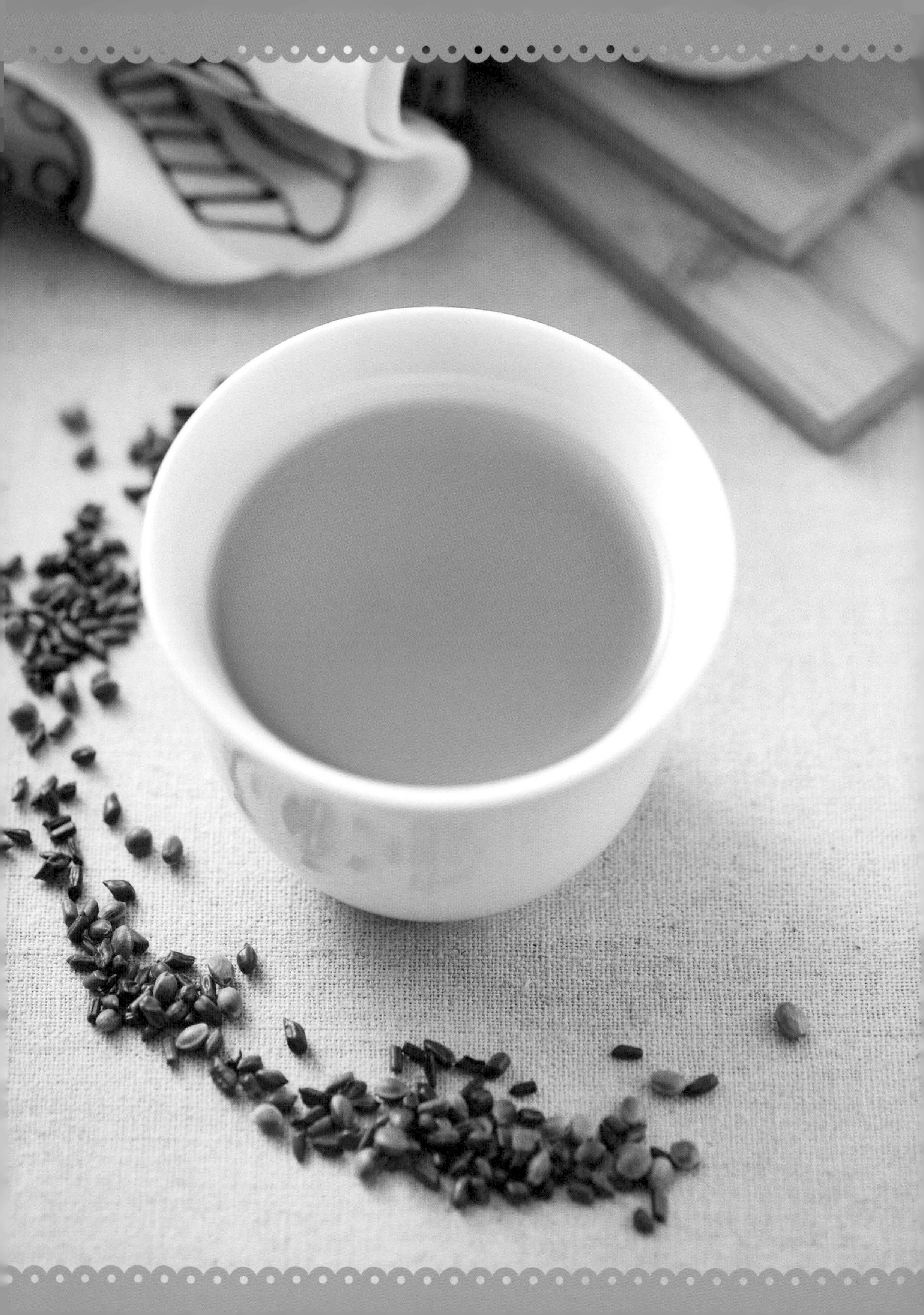

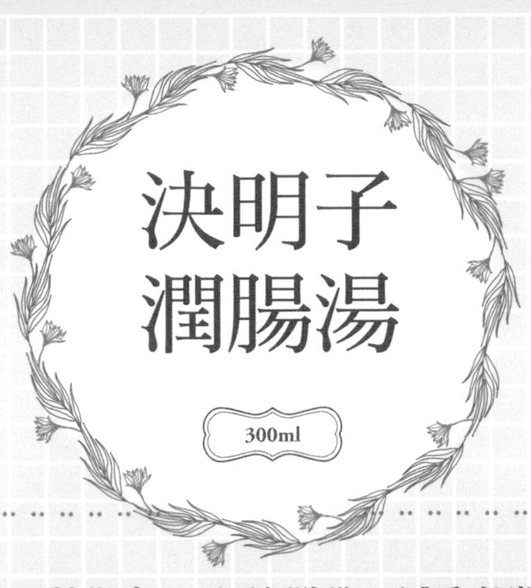

# 決明子潤腸湯

300ml

決明子性微寒，可通便降脂，減重者常用；
火麻仁潤腸，故此湯飲常用於火氣大或大便硬者。

## 材料

生決明子三錢、火麻仁一錢。

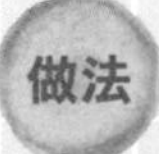

## 做法

藥材洗淨後裝入濾紙袋再放入燜燒罐，
注入沸水燜一分鐘後瀝乾，再次注入沸水至八分滿，
然後拴緊蓋子上下搖勻，燜煮一小時後即可飲用。

TIPS

使用生決明子瀉下效果更佳，但不宜過度使用。

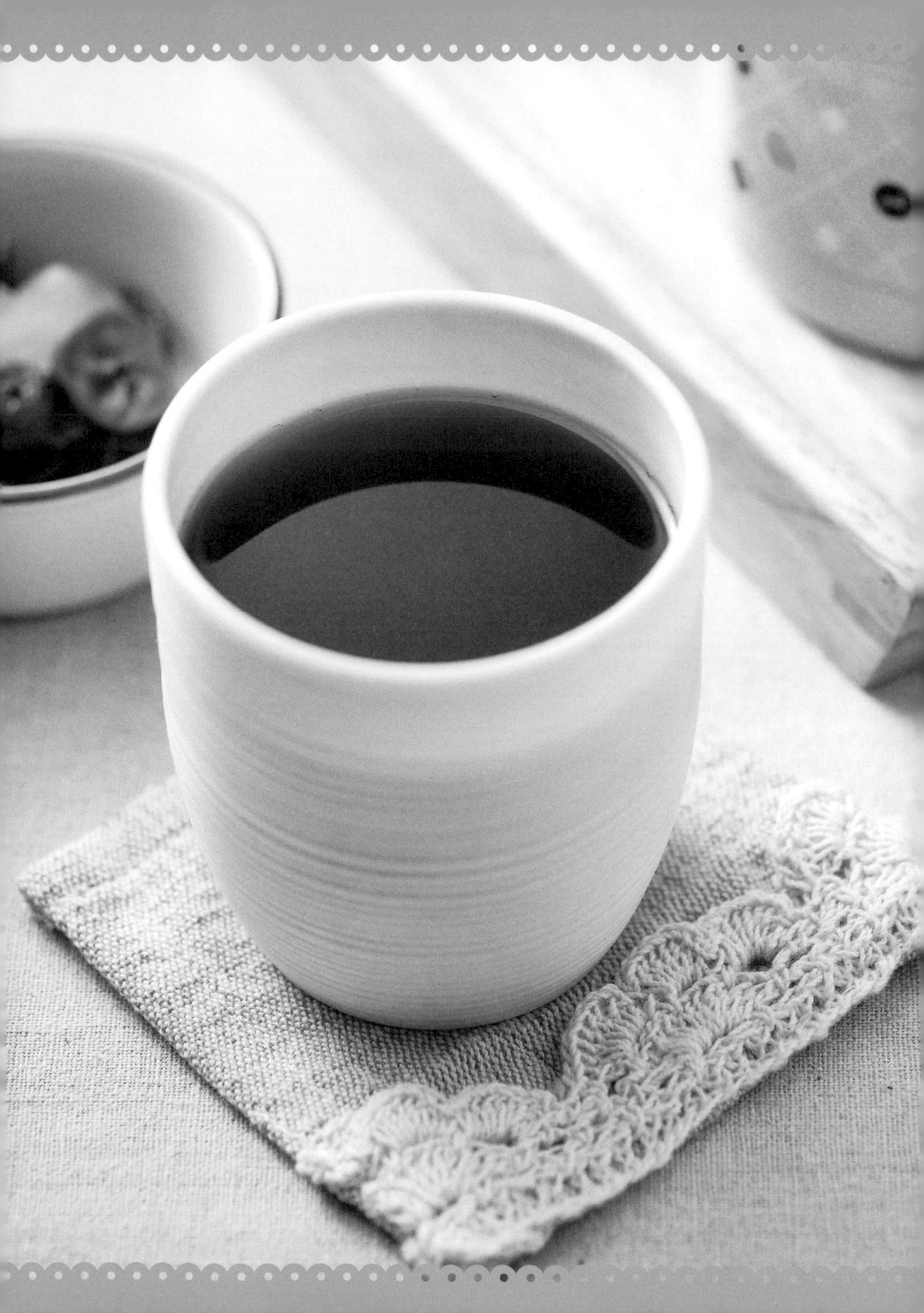

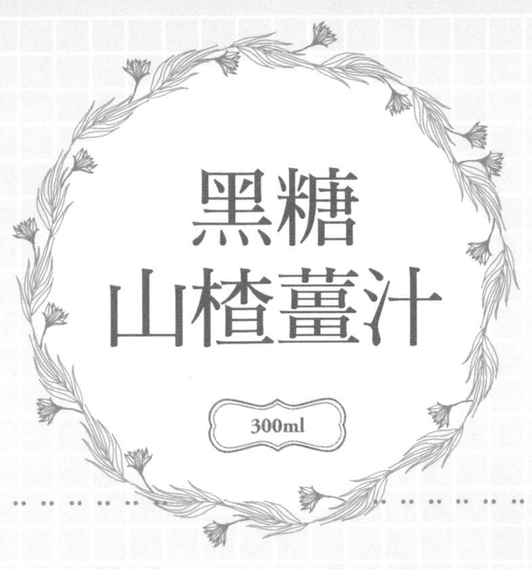

# 黑糖山楂薑汁

300ml

山楂能活血、排瘀血、止痛，老薑散寒，非常適合虛寒的女性，尤其在月經前或行經期飲用更佳。

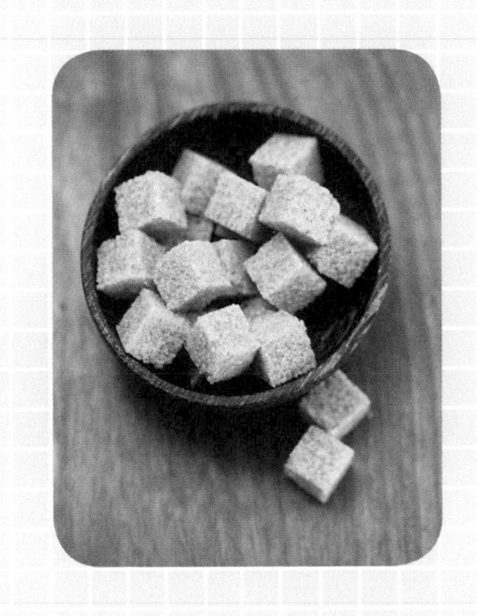

## 材料

山楂兩錢、老薑三片、黑糖三大匙。

## 做法

藥材洗淨連同黑糖放入燜燒罐沖泡沸水八分滿，拴緊蓋子上下搖勻，燜煮半小時即可飲用。

TIPS

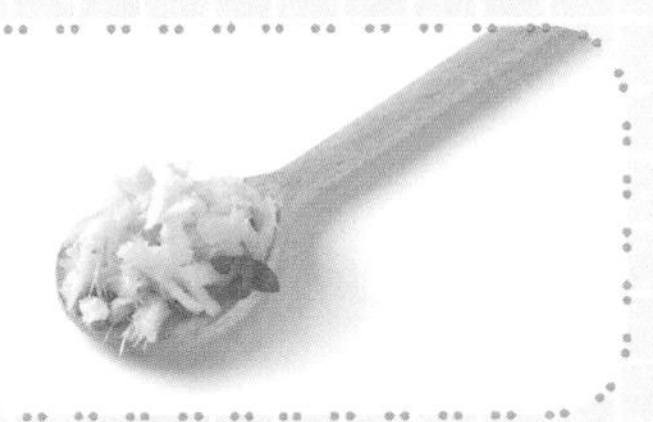

- 可加入煮熟紅豆一起食用。
- 可以將老薑切碎，使味道較容易釋出。

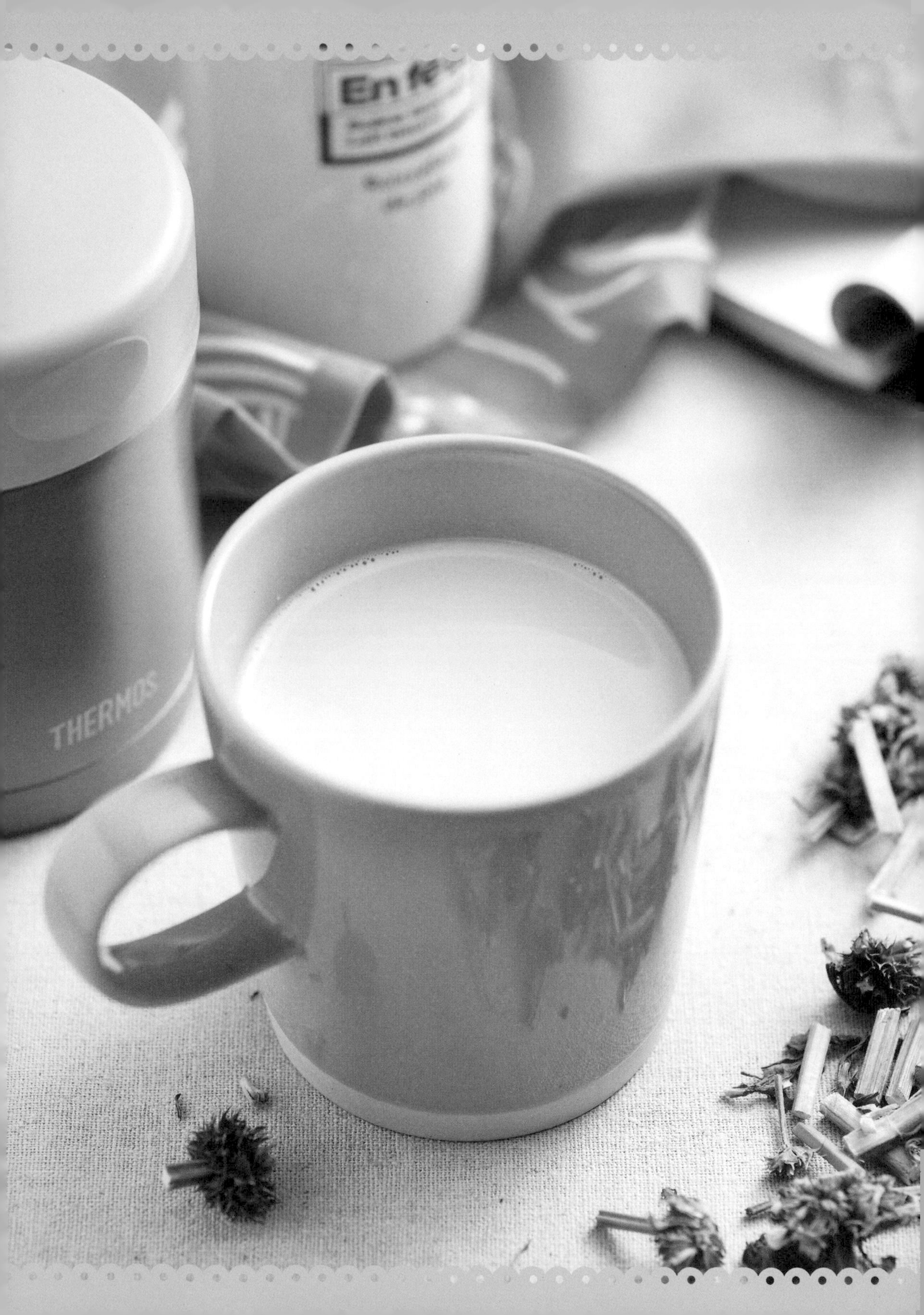
THERMOS

# 益母草牛奶

300ml

益母草通經利水，牛奶含鈣離子可緩解子宮平滑肌收縮，有助減少女性經痛或水腫困擾，很適合於行經期間飲用。

## 材料

益母草一錢、鮮奶250毫升、少量黑糖。

## 做法

藥材洗淨後裝入濾紙袋再放入燜燒罐，倒入滾沸牛奶，燜燒半小時後加入黑糖，攪拌均勻後即可飲用。

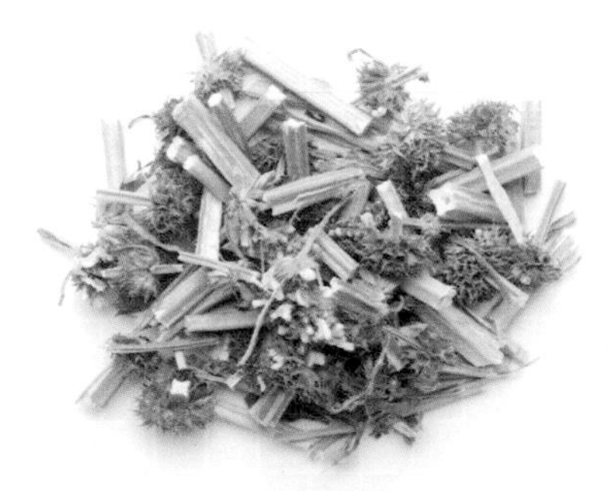

益母草 ©富爾特數位影像

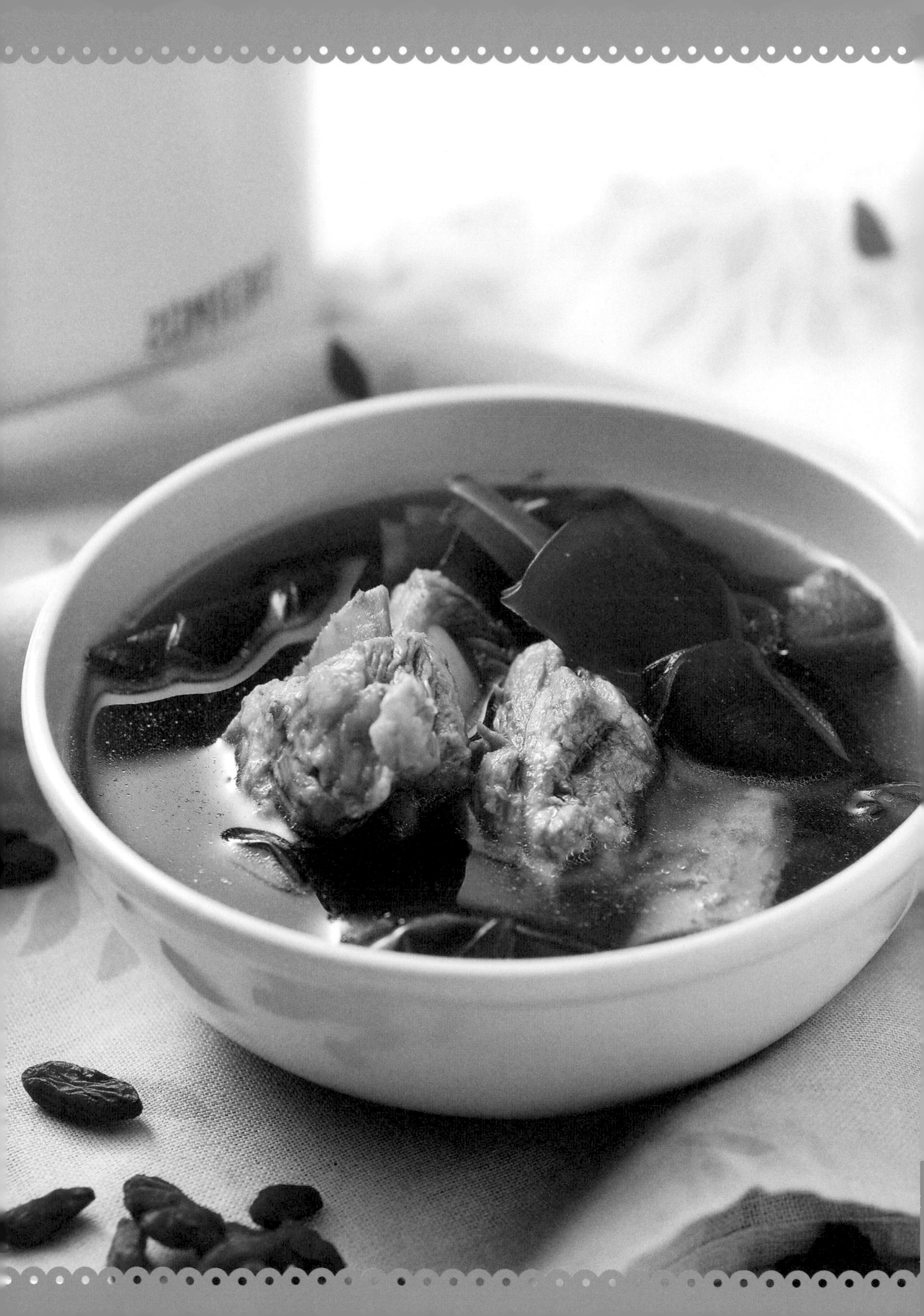

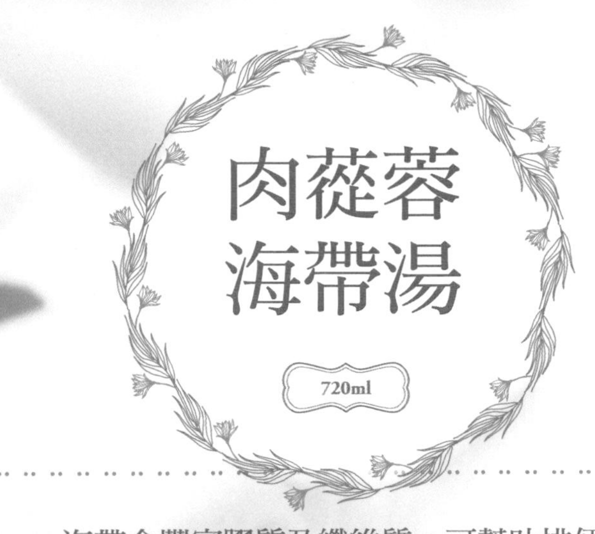

# 肉蓯蓉海帶湯

720ml

海帶含豐富膠質及纖維質，可幫助排便，
此湯品可改善虛寒女性或老年人常見的腎虛型便秘，
即容易畏寒且排便耗時，幫助潤腸、補腎。

## 材料

海帶結十條、肉蓯蓉兩錢、枸杞一錢、
排骨肉100公克、高湯適量。

## 做法

1.肉蓯蓉及枸杞洗淨後裝入濾紙袋，排骨切小塊汆燙，
海帶結洗淨，備用。

2.將食材及藥材放入燜燒罐後注入沸水，
燜燒一分鐘後濾乾，再注入滾沸高湯至八分滿，
攪拌均勻後燜燒三小時，食用前放入適量鹽巴調味即可。

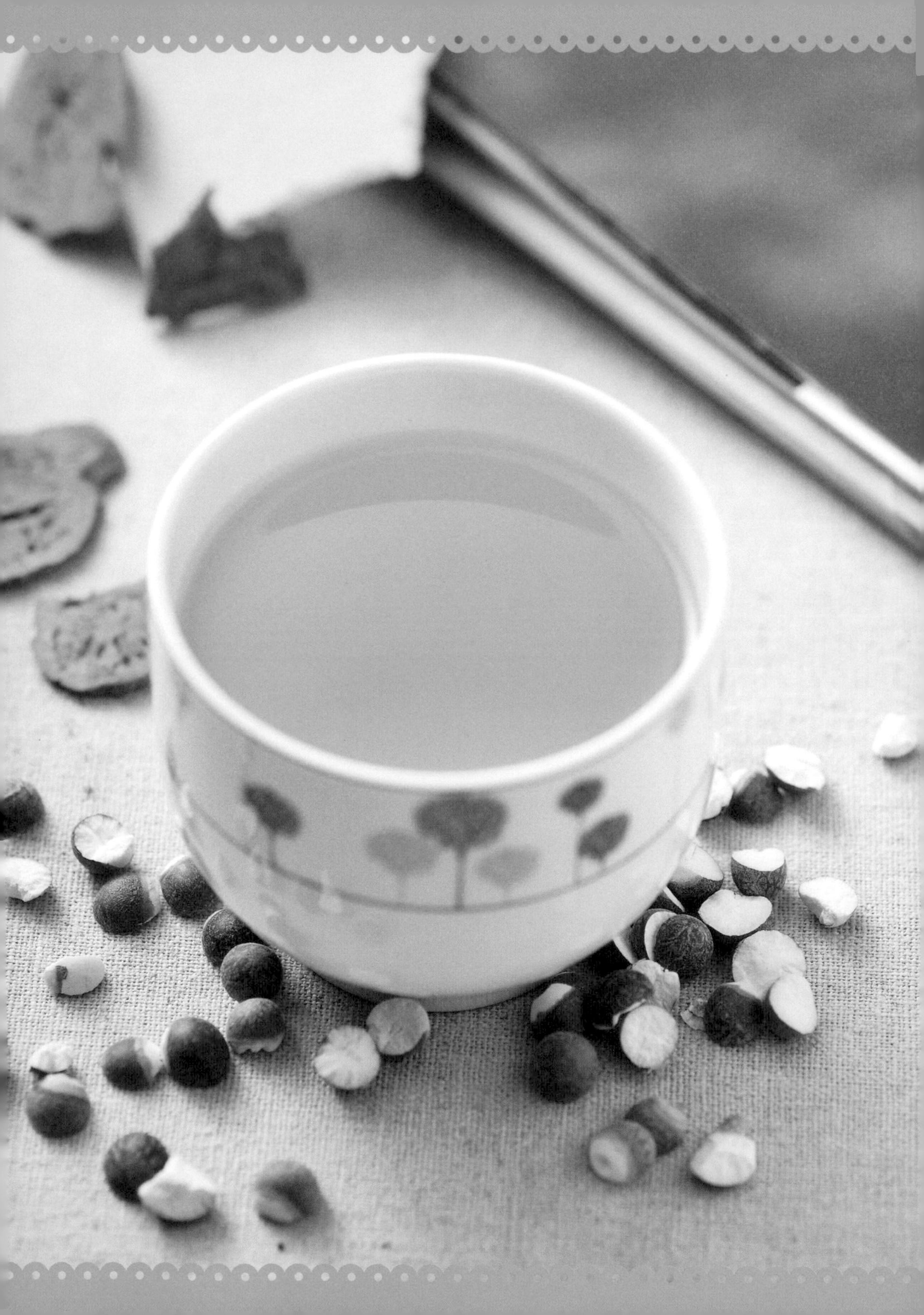

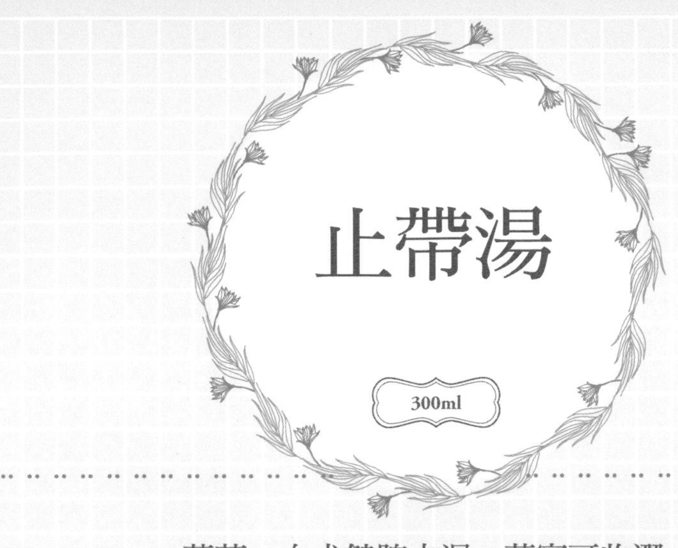

# 止帶湯

300ml

茯苓、白朮健脾去濕，芡實可收澀，
適合脾虛型帶下色白量多或有面色萎黃、腹脹、
消化差困擾的女性，可以此湯代替日常茶飲。

## 材料

芡實兩錢、茯苓兩錢、炒白朮一錢。

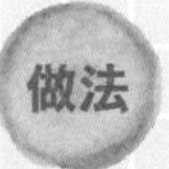

## 做法

藥材洗淨裝入濾紙袋，再放入燜燒罐，
將沸水注入罐中燜一分鐘後瀝乾，接著再次注入沸水至八分滿，
拴緊蓋子後上下搖勻，燜煮一小時後即可飲用。

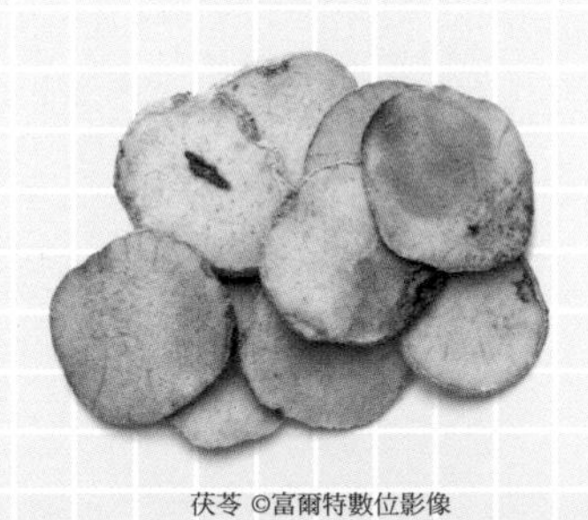

茯苓 ©富爾特數位影像

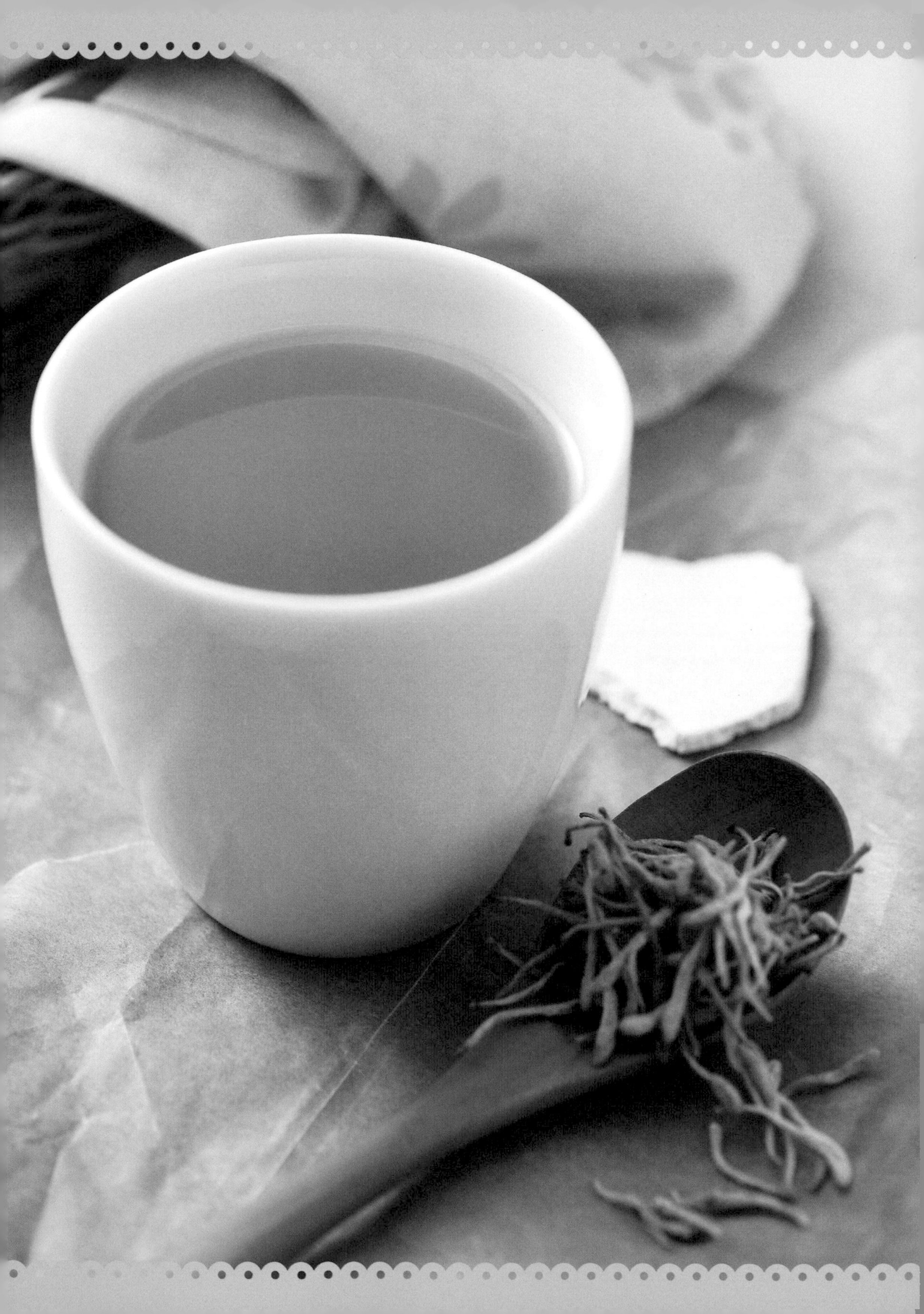

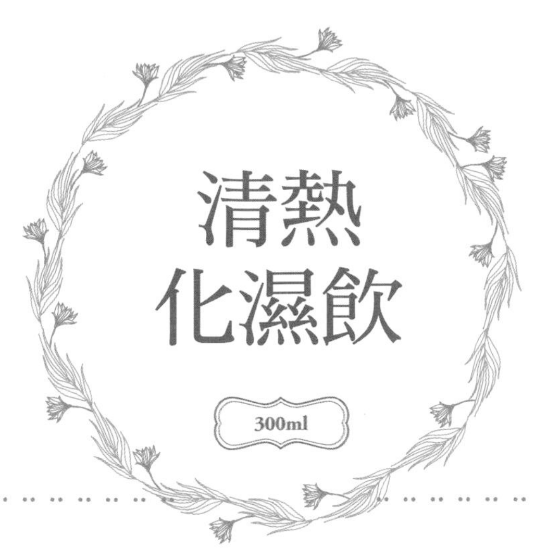

# 清熱化濕飲

300ml

金銀花清熱，車前子、茯苓可化濕，
本飲品適合濕熱型帶下、顏色黃、陰癢、口苦或尿赤者。

**材料**

金銀花0.5錢、車前子一錢、茯苓兩錢。

**做法**

藥材洗淨裝入濾紙袋，再放入燜燒罐，沸水注入罐中燜一分鐘後瀝乾，再次注入沸水至八分滿後拴緊蓋子上下搖勻，燜煮半小時後即可飲用。

**TIPS**

感染嚴重或小腹疼痛者，應接受藥物治療，本茶飲僅為平時保養之用。

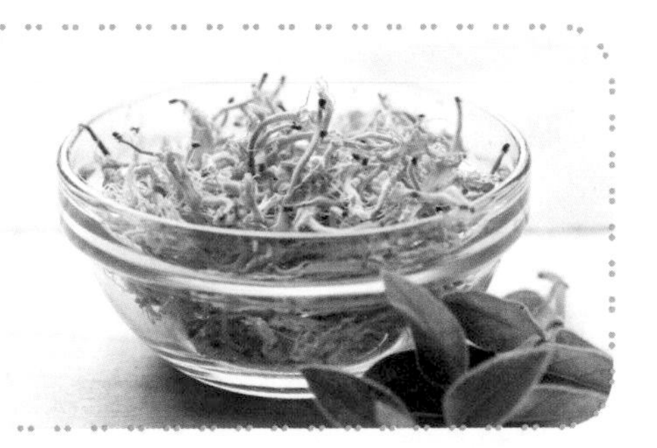

國家圖書館出版品預行編目資料

烱燒罐美人湯：美女中醫直傳53道食療秘方！養顏、美容、抗老、瘦身、更年期調理，一罐搞定！/ 余雅雯 著. -- 初版. --
臺北市：平安文化, 2016. 01 面；公分. --
（平安叢書；第506種）（真健康；40）
ISBN 978-986-92610-0-5 (平裝)

1. 藥膳 2. 食譜

413.98　　104027069

平安叢書第506種
**真健康 40**

# 烱燒罐美人湯
## 美女中醫直傳53道食療秘方

作　　者—余雅雯
發 行 人—平雲
出版發行—平安文化有限公司
台北市敦化北路120巷50號
電話◎02-27168888
郵撥帳號◎18420815號
皇冠出版社(香港)有限公司
香港上環文咸東街50號寶恒商業中心
23樓2301-3室
電話◎2529-1778　傳真◎2527-0904
總 編 輯—龔橞甄
責任編輯—黃詩欣・陳怡蓁
美術設計—王瓊瑤
文字整理—廖慧君
食譜示範—蔡宓苓
著作完成日期—2015年09月
初版一刷日期—2016年01月

法律顧問—王惠光律師

讀者服務傳真專線◎02-27150507
電腦編號◎524040
ISBN◎978-986-92610-0-5
Printed in Taiwan
本書定價◎新台幣380元/港幣127元

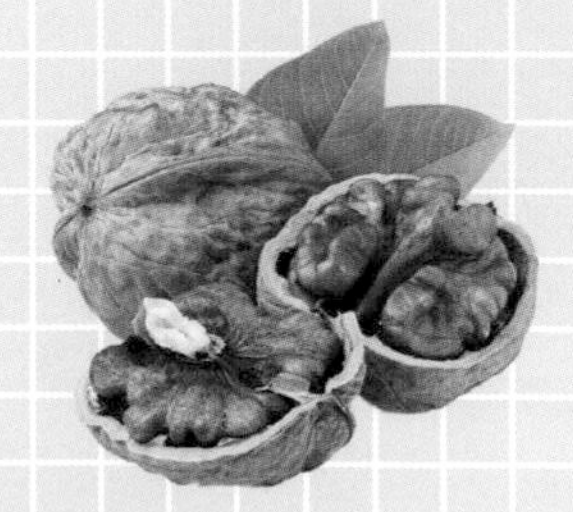